乡村振兴院士行丛书

丛书主编 邓子新

GUOSHU YINGYANG XIN JIEXI

果蔬营养新解析

本册主编 杨普社 熊恒多

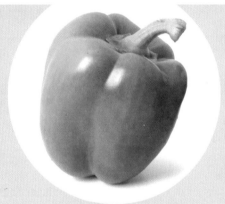

U0232602

长江出版传媒 湖北科学技术出版社

图书在版编目（CIP）数据

果蔬营养新解析 / 杨普社，熊恒多主编 . — 武汉：
湖北科学技术出版社，2023.3
（乡村振兴院士行丛书 / 邓子新主编）
ISBN 978-7-5706-2374-7

Ⅰ . ①果… Ⅱ . ①杨… ②熊… Ⅲ . ①水果—食品营
养②蔬菜—食品营养 Ⅳ . ① R151.3

中国版本图书馆 CIP 数据核字（2022）第 253509 号

策划编辑：唐 洁 雷霈霓　　　　　　责任校对：罗 萍 张 婕
责任编辑：罗晨薇　　　　　　　　　　封面设计：张子容 胡 博

出版发行：湖北科学技术出版社　　　　电　　话：027-87679468
地　　址：武汉市雄楚大街 268 号　　　邮　　编：430070
　　　　　（湖北出版文化城 B 座 13~14 层）
网　　址：www.hbstp.com.cn

印　　刷：湖北新华印务有限公司　　　邮　　编：430035

787mm×1092mm　　　1/16　　　13 印张　　　　　　200 千字
2023 年 3 月第 1 版　　　　　　　　　　2023 年 3 月第 1 次印刷
　　　　　　　　　　　　　　　　　　　定　价：39.80 元

编　委　会

"乡村振兴院士行丛书"编委会

丛书主编　　邓子新

编委会主任　王玉珍

副 主 任　　郑　华　汤吉超　王文高　林处发　吴　艳　王火明　胡雪雁

丛书编委（以姓氏笔画为序）

丁俊平　万元香　王爱民　申衍月　朱伯华　刘　黎　刘　倩
刘万里　刘玉平　阮　征　孙　雪　杜循刚　李桂冬　李晓燕
李晏斌　杨长荣　杨普社　吴三红　汪坤乾　张　凯　张　薇
陈禅友　金　莉　周　亮　姜正军　唐德文　彭竹春　熊恒多

《果蔬营养新解析》编写名单

本册主编　　杨普社　熊恒多

本册副主编　乐有章　汪文波　李晓燕　张　凯

本册参编人员（以姓氏笔画为序）

王红波　王胜军　王凌锋　方　超　尹琬凌　边银炳　吕凤玲
伍　华　刘树生　孙　哲　孙玉宏　李　研　李　峰　李月琴
李文静　杨　婧　杨新华　邱正明　邱孝育　余惠敏　汪　敏
宋起智　张　耀　张丽琴　张雪龙　陈　勋　郑青峰　赵　秦
胡　芳　胡汉桥　胡志辉　贺亚菲　徐长城　高　忠　郭　凡
谈　杰　陶双球　黄　波　彭　鸣　游艳华　熊鼎一

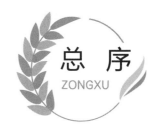

总　序
ZONGXU

　　十里西畴熟稻香，垂垂山果挂青黄。几十年前，绝大多数中国人都在农村，改革开放以后，才从农村大量迁徙到城市，几千年的农耕文化深植于每个中国人的灵魂，可以说中国人的乡愁跟农业情怀密不可分，我和大多数人一样每每梦回都是乡间少年的模样。

　　四十多年前，我走出房县，到华中农学院（现华中农业大学）求学，之后一直埋头于微观生物的基础研究，带着团队在"高精尖"层次上狂奔，在很多人看不见的领域取得了不少成果和表彰。党的十九大以来，实施乡村振兴战略，成为决胜全面建成小康社会、全面建设社会主义现代化国家的重大历史任务，成为新时代"三农"工作的总抓手。2022年，党的二十大报告又再次提出全面推进乡村振兴，坚持农业农村优先发展，坚持城乡融合发展，加快建设农业强国，扎实推动乡村产业、人才、文化、生态、组织振兴等一系列部署要求。而实现乡村振兴的关键，就在于能有针对性地解决问题。对农业合作社、种植养殖大户等要加大农业新理念、新技术和新应用培训，提升他们科学生产、科学经营的能力；对留守老人、妇女等要加大健康保健、防灾防疫等知识的传播，引导他们更新生活理念，养成健康的生活习惯与生活方式；对农村青少年等要加大科学兴趣的培养，把科学精神贯穿于教育的全链条，为乡村全面振兴提供高素质的人才储备。

　　所以当2021年有人提议成立农业科普工作室时，我们一拍即合，连续开展了38场农业科普活动，对象涵盖普通农民、农业公司、广大市民、高校师生，发起了赴乡村振兴重点县市的乡村振兴院士行活动。农业科普活动就像星星之火，如何形成燎原之势，让科普活动的后劲更足，还缺乏行之有效的抓手，迫切需要将农业科普活动中发现的疑难点汇集成册，让大家信手翻来。在湖北科学技术出版社的支持下，科普工作室专家将市民、农民、企业深度关注的热点、难点和痛点等知识汇集成册，撰写成了"乡村振兴院士行丛书"。

本丛书重点围绕发展现代农业和大健康卫生事业两方面，对当前农业从业人员和医护人员普遍关注的选种用种、种植业新技术、水产养殖业、畜牧养殖业、农业机械化、农产品质量安全、特色果蔬、中药材种植及粗加工、科学用药理念及农村健康医疗救治体系建设等方面内容，分年度组织专家进行编写。丛书采用分门别类的形式，借助现代多媒体融合技术，进行深入浅出的总结，文字生动、图文并茂、趣味性强，是一套农民和管理干部看得懂、科技人员看得出门路，普适性高、可深可浅的科普读物和参考资料。

"乡村振兴院士行丛书"内容翔实，但仍难免有疏漏和不足之处，恳请各级领导和同行专家提出宝贵意见。

邓子新

2022 年 10 月 26 日

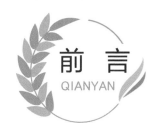

前　言
QIANYAN

乡村振兴，健康先行。

营养与健康始终是人类关注的话题，也是人们对美好生活的新期待。党的二十大报告将"健康中国"作为我国2035年发展总体目标的一个重要方面，提出"把保障人民健康放在优先发展的战略位置，完善人民健康促进政策"，并对"推进健康中国建设"作出全面部署。然而，全球环境污染、生态失衡导致自然灾害频发多发，新病原体频繁出现、相关疾病传播速度之快让人防不胜防，网络时代生活节奏的加快逐渐导致机体免疫力减弱。

研究表明，各种果蔬所含营养素及其功能对人类的健康具有促进作用。随着大健康时代的到来，瓜果蔬菜种植逐渐在乡村振兴产业发展中占据着重要地位。有哪些特色果蔬，果蔬有哪些营养价值，果蔬对人体健康有何贡献，亚健康如何通过食疗调理，这些都是人民群众关心的热点问题。因此，编辑出版一本关于果蔬的营养价值的科普读物，对回应人民群众的重大关切、指导乡村振兴产业发展、深入推进全民科学素质行动计划、助力健康中国加速建设具有十分重要的现实意义。

《果蔬营养新解析》从人体必需营养素入手，收集、分析与整理了一些常见果蔬品种和新奇特稀果蔬品种及其营养价值，吸纳了植物学界、营养学界、医学界专家学者对特色果蔬、药食同源果蔬、野生果蔬、珍稀菌藻类蔬菜中颇有健康食学建树的观点和部分调理小验方。全书共三章、二十二节，介绍了十一大类102个果蔬品种。按食用器官分类法，阐述品种形态特征、分析其营养特点、推荐其食用方法、罗列其食疗价值、介绍其选购技巧和副作用，并按膳食平衡的原则汇集了亚健康人群和疾病人群适时进补的果蔬品种，图文并茂，以飨读者。

在编辑的过程中，得到了医学界和营养学界等专家及同仁的大力支持，在此一并致谢。同时，由于时间仓促，水平有限，书稿难免有不足之处，敬请读者批评指正。

编　者

2022年12月

目 录
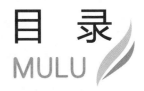
MULU

第三章　果蔬质量安全与食材推荐 / 156

第一章

总　论

运动与睡眠对健康至关重要，而"以养为补、以补为养、补养结合"的健康法则越来越被当代人所推崇。寓食物于食疗之中、寓营养于疗养之首的珍、稀、新、特果蔬，则具有别于大宗果蔬之外的独特营养价值，配置于健康与亚健康状态人群的平衡膳食，可适度调理人体虚损、虚劳与疾患，以达到提高体质、促进全民健康之目的。

第一节　果蔬的概念、分类及主要成分

→ 果蔬的概念

果蔬，是水果和蔬菜的统称，是指可食用的瓜果蔬菜，包括种子和花等植物器官。

果蔬一词最早出现在东晋著名道教理论家、医药学家葛洪的《抱朴子·微旨》，载曰："苟其无此，何可不广播百穀，多储果疏乎！（疏，同"蔬"）"明末清初思想家唐甄的《潜书·太子》载："观于泽，则知鱼鳖所自出；观于圃，则知果蔬所自出。"

果蔬的主要成分是水分、糖类、维生素、矿物质及膳食纤维等营养物质，蛋白质和脂肪的含量相对较少。此外，果蔬中还含有各种生物碱、类黄酮、挥发性油等生理活性物质，对调节人们的味觉及视觉感官和激发生物酶活性有重要作用。

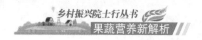
二 蔬菜和水果的分类

（一）蔬菜的分类

蔬菜因其种类繁多，形态复杂，很难用一个简单方法对其分类。常见的分类法有植物学分类法、食用器官分类法和农业生物学分类法三种。

1. 植物学分类法

一般生物分类采用的有界、门、纲、目、科、属、种七个级别。植物学分类法主要依据植物形态特征（尤其是花的形态特征）进行分类，将蔬菜分为种子植物门和真菌门两大门类，仅食用的蔬菜就有近70科约300种。常见的一些种或变种主要集中在如下11大科。

（1）十字花科：代表作物有萝卜（含白萝卜、红萝卜、绿皮萝卜）、大白菜、小白菜、甘蓝（即包菜）、花椰菜、西蓝花、芥菜（含根芥菜、雪里蕻）、芥蓝、红菜薹、油菜薹、豆瓣菜等。

（2）伞形科：代表作物有芹菜（含西芹、水芹、香芹）、胡萝卜、茴香（含叶用茴香、球茎茴香）、芫荽等。

（3）茄科：代表作物有番茄、茄子、辣椒、土豆、枸杞尖等。

（4）葫芦科：代表作物有黄瓜、西葫芦、葫芦、南瓜、冬瓜、丝瓜、瓠瓜、苦瓜、佛手瓜、西瓜、甜瓜、蛇瓜等。

（5）豆科：代表作物有菜豆（含矮生菜豆、蔓生菜豆）、豇豆、豌豆、蚕豆、扁豆、刀豆、苜蓿菜、葛根、凉薯（即地瓜）、毛豆、黄豆、黑豆、绿豆、赤豆等。

（6）百合科：代表作物有韭菜、大葱、洋葱、芦笋、百合（含兰州百合、卷丹百合、麝香百合）、小葱、火葱、大蒜（含独蒜、香蒜、臭蒜）、金针菜、薤头等。

（7）菊科：代表作物有莴苣、莜麦菜、生菜、茼蒿、牛蒡、菊芋（即洋姜）、洋蓟（含菜蓟、朝鲜蓟）、天葵（含紫背天葵、绿背天葵）等。

（8）藜科：代表作物有菠菜（含尖叶菠菜、圆叶菠菜）、甜菜（含根用甜菜、叶用甜菜）等。

（9）睡莲、菱与莎草科：代表作物有芡实、菱角、荸荠等。

（10）伞菌与木耳科：代表作物有蘑菇、平菇、黑木耳、银耳等。

（11）其他科：代表作物有落葵科的木耳菜，锦葵科的黄秋葵、红秋葵、冬寒菜，楝科的香椿，旋花科的空心菜、甘薯，苋科的苋菜（含红苋菜、白苋菜、柳叶苋菜），马齿苋科的马齿苋，薯蓣科的山药，姜科的生姜、襄荷笋，禾本科的甜玉米、糯玉米、茭白、竹笋，天南星科的芋头、魔芋，香蒲科的蒲菜，泽泻科的慈姑，唇形科的虫草参、荆芥（含大叶荆芥、小叶荆芥）、紫苏，等等。

2. 食用器官分类法

食用器官分类法是根据食用器官的不同进行分类的方法，按植物的根、茎、叶、花、果实、种子等器官和食用菌藻作为可食用的蔬菜产品来进行分类，主要有6类。

（1）根菜类：包括肉质根和块根两类。肉质根类包括萝卜、胡萝卜、根用芥菜、芜菁等；块根类包括牛蒡、凉薯、甘薯、葛根等。

（2）茎菜类：包括地上茎和地下块根块茎两类（含薹茎、球茎、鳞茎、花茎等变态茎）。地上茎类包括莴笋（即茎用莴苣）、茭白、茎用芥菜、苤蓝、菜薹（如红菜薹、菜心、油菜薹）、蒜薹、薹韭、芦笋、洋葱、竹笋、香椿等；地下块根块茎类包括土豆、菊芋、百合、虫草参、大蒜、莲藕、生姜、襄荷笋、慈姑、芋头、荸荠等。

（3）叶菜类：包括精细叶菜和结球叶菜两类。精细叶菜包括小白菜、空心菜、叶用芥菜、大白菜秧、萝卜缨、豌豆尖、薯尖、乌塌菜、豆瓣菜、菠菜、苋菜、叶用甜菜、生菜、莜麦菜、苦菊、冰菜、茼蒿、木耳菜、香辛类叶菜（如紫苏、大葱、韭菜、分葱、茴香、芫荽、鱼腥草、薄荷）等；结球叶菜包括抱子甘蓝、大白菜、结球生菜、包心芥菜等。

（4）花菜类：以花蕾、花苞、花簇等器官为产品的蔬菜属于这一类。如金针菜、菜蓟、花椰菜、西蓝花等。

（5）果菜类：包括瓠果类、浆果类、荚果类（含假荚果）。瓠果类有南瓜、黄瓜、冬瓜、瓠瓜、丝瓜、苦瓜、西葫芦、节瓜、菜瓜、蛇瓜、佛手瓜、西瓜、甜瓜等；浆果类有番茄、辣椒、茄子等；荚果类有菜豆、豇豆、刀豆、豌豆、蚕豆、毛豆、花生、菱角、秋葵等。

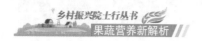

（6）菌藻类：包括食用菌和食用藻两类。食用菌类有蘑菇、香菇、草菇、杏鲍菇、金针菇、平菇、姬菇、海鲜菇、羊肚菌、赤松茸等；食用藻类有紫菜、海带、海苔、葛仙米、地皮菜等。

另外，芽菜类因其更有营养价值，也可列为食用器官分类的新成员。主要有香椿芽、萝卜芽、豌豆芽、秋葵芽、花生芽、绿豆芽、黄豆芽、西蓝花芽苗菜等。部分药食同源的野生蔬菜也可列为一类，如野韭、鹅肠菜、四叶菜、马齿苋、枸杞尖等。

3. 农业生物学分类法

农业生物学分类根据各种蔬菜的生物学特性、食用器官的不同，结合栽培技术特点进行分类，常见的有如下 13 类。

（1）根菜类：包括萝卜、胡萝卜、根用芥菜、根用甜菜、芜菁、芜菁甘蓝、牛蒡等。

（2）白菜类：包括大白菜、小白菜、芥菜等。

（3）甘蓝类：包括甘蓝、花椰菜、西蓝花、西蓝薹等。

（4）绿叶菜类：包括莴苣、芹菜、菠菜、生菜、叶用甜菜、茼蒿、苋菜、空心菜、木耳菜等。

（5）瓜类：包括黄瓜、南瓜、瓠瓜、西葫芦、冬瓜、菜瓜、苦瓜、西瓜、甜瓜、丝瓜、蛇瓜等。

（6）茄果类：包括番茄、茄子、辣椒等。

（7）薯芋类：包括土豆、甘薯、生姜、芋头、山药等。

（8）葱蒜类：包括韭菜、洋葱、大葱、大蒜、藠头等。

（9）豆类：包括豇豆、菜豆、豌豆、蚕豆、扁豆、刀豆、毛豆、杂豆等。

（10）多年生菜类：包括金针菜、芦笋、香椿、竹笋、百合等。

（11）水生菜类：包括莲藕、荸荠、茭白、慈姑、菱角、水芹、香蒲、芡实等。

（12）菌藻类：食用菌包括蘑菇、平菇、香菇、草菇、金针菇、羊肚菌、杏鲍菇、海鲜菇、木耳、猴头菇、灵芝等。食用藻包括葛仙米、地皮菜、紫菜、海带等。

（13）其他类：包括芽苗菜类、甜玉米、朝鲜蓟、黄秋葵及部分野生植物（野菜）等。

（二）水果的分类

水果种类众多，品种繁杂。常用的分类方法有根据植物形态特征进行分类的植物学分类法；根据水果的构造和特性可分为核果、仁果、浆果、柑橘、瓜果、热带水果和其他类等；按酸碱性可分为酸性水果、碱性水果；按供应季节的不同，也可划分为不同的种类。现分别简述如下。

1. 植物学分类法

植物学分类法一般将水果分为蔷薇科、芸香科、葫芦科、芭蕉科、葡萄科、棕榈科和其他科等。

（1）蔷薇科：苹果、沙果、海棠、野樱莓、枇杷、欧楂、山楂、梨（含香梨、雪梨等）、蔷薇果、杏、樱桃、桃（含水蜜桃、油桃、蟠桃等）、李、梅子、西梅、草莓等。

（2）芸香科：橘子、橙子（含血橙等）、柠檬、青柠、柚子、金橘、葡萄柚、指橙、果冻橙等。

（3）葫芦科：刺角瓜、癞葡萄等。

（4）芭蕉科：香蕉、大蕉等。

（5）葡萄科：葡萄、提子等。

（6）棕榈科：椰子、槟榔、海枣（即椰枣）等。

（7）其他科：如无患子科的桂圆（即龙眼）、荔枝，漆树科的芒果，凤梨科的菠萝，木棉科的榴莲，桑科的桑葚、菠萝蜜，桃金娘科的莲雾，番荔枝科的番荔枝（即释迦果），杜鹃花科的蓝莓，等等。

2. 按构造和特性分类

（1）核果类：包括樱桃、桃（含蟠桃、红桃、雪桃、黄桃等）、李、梅子、枣、橄榄、桂圆、荔枝、杏、西梅等。

（2）仁果类：包括苹果、梨、柿子、枇杷等。

（3）浆果类：包括草莓、桑葚、蔓越莓、蓝莓、树莓、红醋莓、葡萄、提子、猕猴桃、无花果、番石榴、海枣等。

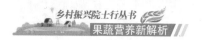

（4）柑橘类：包括橘子、橙子、金橘、柠檬、葡萄柚、柚子等，这类水果维生素 C 含量最为丰富。

（5）瓜果类：包括西瓜、甜瓜等，属于水分多、甜度高的水果。

（6）热带水果类：包括香蕉、荔枝、桂圆、芒果、榴莲、山竹、菠萝、菠萝蜜、木瓜、番荔枝等。

（7）其他类：包括椰青、龙宫果、蛇皮果、红毛丹等。

3. 按酸碱性分类

营养学上判断食物的酸碱性是以食物被胃肠消化后的最终代谢物来判断，本分类仅以果实本身的酸碱度分类。

（1）酸性水果：是指经过焚烧后的灰在水中的 pH 值小于 7 的水果。常见的水果有橘子、李、梅子、草莓、葡萄等，酸性水果所含的酸性物质不易被氧化分解，一般不宜多食。

（2）碱性水果：是指经过焚烧后的灰在水中的 pH 值大于 7 的水果。常见的水果有香蕉、枇杷、梨、苹果等。

4. 按季节分类

（1）春季水果：常见的水果有草莓、菠萝、芒果、杏、李等。春天气候会比较干燥，尤其是在北方，适合吃一些水分充足的水果。

（2）夏季水果：常见的水果有西瓜、木瓜、甜瓜、山竹、樱桃、香蕉、芒果、火龙果、荔枝等。夏天气候炎热，可以适当吃一些凉性的水果。

（3）秋季水果：常见的水果有苹果、梨、柚子、山楂、橘子、桂圆、葡萄等。秋天气候又变得干燥，吃梨、柚子可生津解渴。

（4）冬季水果：冬季水果只有南方温暖地区或保护地栽培生产才有。如苹果、梨、橘子、樱桃、山竹、榴莲、芒果、草莓等。

三　果蔬中的主要成分新解析

（一）水分和矿物质

水分是果蔬的主要成分，其含量依果蔬品种而异，大多数的果蔬组成中水分占 80% ～ 90%。西瓜、草莓、番茄、黄瓜可达 90%，含水分较低的山楂也占 65% 左右。

果蔬中矿质元素的量与水分和有机物质比较起来非常少，果蔬中矿物质的 80% 是钾、钠、钙等金属成分，其中钾约占成分的一半以上，磷和硫等非金属成分只不过占 20%。此外，果蔬中还含多种微量矿质元素，如锰、锌、钼、硼等，对人体具有重要的生理作用。

（二）碳水化合物

果蔬中的碳水化合物主要包括糖、淀粉、果胶物质、纤维素、半纤维素等，是干物质中的主要成分。

1. 糖

糖是果蔬甜味的主要来源，是重要的贮藏物质之一，主要包括单糖、二糖等可溶性糖。不同种类的果蔬，含糖量差异很大。蔬菜的含糖量一般较果品少。果蔬中的糖不仅是构成甜味的物质，也是构成其他化合物的成分。

2. 淀粉

淀粉属于多糖，未成熟的果实中含有大量淀粉，如香蕉的绿果中淀粉占 20% ～ 25%，而成熟后下降到 1% 以下。块根块茎类蔬菜中含淀粉最多，如藕、芋头、山药、土豆等，其淀粉含量与老熟程度成正比。

3. 果胶物质

果胶物质沉积在细胞初生壁和中胶层中，对维持植物的结构和硬度起着至关重要的作用。根据性质与化学结构的差异可将果胶物质分为三种：一是原果胶，这是一种非水溶性的物质，存在于未成熟的果实中。常与纤维素结合在一起，所以称为果胶纤维素，它使果实显得坚实脆硬。二是果胶，易溶于水，存在于细胞液中。成熟的果实之所以变软，是原果胶与纤维素分离变成了果胶，使细胞间失去黏结作用，因而形成松弛组织。三是果胶酸，这是一种多聚半乳糖醛酸，可与钙、镁等结合成盐，不溶于水。当果实进一步成熟衰老时，果胶在果胶酯酶的作用下，分解为果胶酸和甲醇。果胶酸没有黏结能力，果实变成水烂状态，有的变面。果胶酸进一步分解成为半乳糖醛酸，果实解体。

4. 纤维素和半纤维素

这两种物质都是植物的骨架物质细胞壁的主要构成部分，对组织起着支持

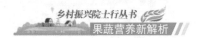

作用。纤维素在果蔬皮层中含量较多，它又能与木质素、栓质、角质、果胶等结合成复合纤维素。果蔬成熟衰老时产生木质素和角质使组织坚硬粗糙，影响品质。如芹菜、菜豆等老化时纤维素增加，品质变劣。半纤维素在植物体中有着双重作用，既有类似纤维素的支持功能，又有类似淀粉的贮存功能。果蔬中分布最广的半纤维素为多缩戊糖，其水解产物为己糖和戊糖。

人体肠胃中没有分解纤维素的酶，因此纤维素不能被消化。但纤维素能刺激肠的蠕动和消化腺分泌，因此有帮助消化的功能。

（三）含氮物质

果蔬中的含氮物质主要是蛋白质，其次是氨基酸、酰胺及某些铵盐和硝酸盐。果蔬中游离氨基酸是水溶性的，存在于果蔬汁中。一般果蔬中的氨基酸含量都不高，但对人体的综合营养需求来说，却具有重要价值。氨基酸是蛋白质的基础物质，提供人体中激素、酶、血液等所需的氮，也是骨骼的组成部分，又是生物缓冲液的重要成分。氨基酸含量高的果蔬有桃、李、番茄等，含量少的有洋梨、柿子等。

果蔬细胞中含有各种各样的酶，酶是具有催化能力的蛋白质。果蔬中所有的生物化学反应都是在酶的参与下进行的。例如，苹果、香蕉、芒果、菠萝、番茄等在成熟过程中变软，是由果胶酯酶和多聚半乳糖醛酸酶活性增强导致的。果蔬中含有的酶主要有氧化还原酶（如抗坏血酸氧化酶、过氧化物酶和多酚氧化酶等）、果胶酶类、纤维素酶、淀粉酶和磷酸化酶等。果蔬中还含有其他酶类，如叶绿素酶、酯酶、脂氧合酶、磷酸酶、核酸酶等。

（四）脂类

果蔬中的脂类含量较少，绝大多数在 1% 以下，主要为不饱和脂肪酸。单不饱和脂肪酸有油酸等，多不饱和脂肪酸有亚油酸、亚麻酸、花生四烯酸等。亚油酸、亚麻酸等脂肪酸在人体内不能自身合成，必须由食物供给，故称为必需脂肪酸。其中，亚油酸能明显降低血胆固醇。油料作物的种子、硬果中脂肪量很丰富，因此可作为烹饪的食用油，如花生油、菜籽油、芝麻油等。

（五）维生素

果蔬是人体摄取维生素的重要来源，对维持人体的正常生理机能起着重要作用。虽然人体对维生素的需求量甚微，但缺乏时就会引起各种疾病。果蔬中维生素种类很多，一般可分为水溶性维生素和脂溶性维生素两类。

1. 水溶性维生素

维生素 B_1（硫胺素）：维生素 B_1 在酸性环境中较稳定，在中性或碱性环境中遇热易被氧化或还原。当人体中缺乏维生素 B_1 时，常引起脚气病、神经失调等症。

维生素 B_2（核黄素）：维生素 B_2 耐热，在果蔬的加工过程中不易被破坏，但在碱性溶液中遇热不稳定。当人体中缺乏维生素 B_2 时，易得口腔溃疡、唇炎。

维生素 C（抗坏血酸）：维生素 C 易溶于水，易被氧化失去作用，是一种不稳定的维生素。果蔬本身有抗坏血酸氧化酶，在果蔬被采下到储藏的过程中维生素 C 会逐渐被氧化而减少。

2. 脂溶性维生素

维生素 A：植物体中不含维生素 A，但有维生素 A 原，即胡萝卜素。果蔬中的类胡萝卜素被人体吸收后，在体内可以转化为维生素 A。它在人体内能维持黏膜的正常生理功能，保护眼睛和皮肤等，能提高对疾病的抵抗能力。

维生素 E 和维生素 K：这两种维生素存在于植物的绿色部分，性质稳定。维生素 K 是形成凝血酶原和维持正常肝功能所必需的物质，缺乏时会造成流血不止的危险病症。

（六）有机酸

果蔬中有多种有机酸，分布最广的有柠檬酸、苹果酸和草酸。此外，还发现很多特有的有机酸，如酒石酸、琥珀酸、延胡索酸等。不同的果蔬在不同的发育时期内，它们所含有机酸的种类和浓度是不同的。蔬菜虽含有多种有机酸，但除了番茄等少数蔬菜有酸味外，大部分因酸含量少而感觉不到酸味。果实里的有机酸含量可判断果实的成熟度，在果实的风味上起着很重要的作用。

（七）色素

果蔬的色泽感官是检验果蔬成熟或衰老的依据，是评价果蔬质量的一个重要因素。果蔬的色素种类很多，有时单独存在，有时几种色素同时存在，或显

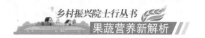

现或被遮盖。各种色素随着成熟期的不同及环境条件的改变而变化。

1. 叶绿素

叶绿素的存在使果蔬显绿色。叶绿素是叶绿素 a 和叶绿素 b 的混合物。对大多数果实来说，最先的成熟象征是绿色的消失，即叶绿素含量逐渐地减少。

2. 类胡萝卜素

这是一类脂溶性的色素，构成果蔬的黄色、橙色或橙红色。其化学结构比较复杂，结构的差异就产生颜色的差异。类胡萝卜素主要有 α– 胡萝卜素、β– 胡萝卜素、γ– 胡萝卜素、番茄红素、叶黄素、辣椒黄素、辣椒红素、玉米黄质、白英果红素等，可存在于各类果蔬中，其中 β– 胡萝卜素被人体摄取后可转变为维生素 A。

胡萝卜素：胡萝卜素即维生素 A 原，呈橙黄色，常与叶黄素、叶绿素同时存在，富含于胡萝卜、南瓜、番茄、辣椒、杏、黄桃等果蔬中。

番茄红素：番茄红素是成熟番茄的主要色素。它是胡萝卜素的同分异构体，呈橙红色，存在于番茄、西瓜等果蔬中。番茄红素的合成和分解受温度影响较大。16 ～ 21℃是番茄红素合成的最适温度，29.4℃以上就会抑制番茄红素的合成。所以温度高时，番茄反而难以变红或红得难看，就是这个原因。番茄红素可抗氧化，提高免疫力，保护心脏和血管，预防多种恶性肿瘤。常吃含番茄红素的果蔬可减少心血管疾病、癌症（特别是前列腺癌）、糖尿病、骨质疏松的发生风险。

叶黄素：各种果蔬中均有叶黄素存在，与胡萝卜素、叶绿素结合存在于果蔬的绿色部分，只有叶绿素分解后，才能表现出黄色。例如，黄色番茄显现的黄色，香蕉成熟时由青色转成黄色，等等。

辣椒黄素和辣椒红素：这两种色素微溶于水，主要存在于辣椒中。

3. 花青素

花青素广泛存在于很多红色、紫色或蓝色的果蔬中，比如胭脂萝卜、桑葚、葡萄、樱桃、茄子、紫薯、紫甘蓝、蓝莓、红莓、草莓、山楂、紫苏、黑豆等果蔬。花青素是一种水溶性色素，使果蔬呈现红、蓝、紫等颜色。自然状态的花青素都以糖苷形式存在，称为花青素苷。花青素苷经酸或酶水解后，可产生有色的花青素和糖。不同的糖和不同的花青素结合则产生不同的颜色。常见的花青素有天竺葵定、氰定、芍药定和翠雀定等。许多果蔬中也存在着使花青素苷褪色的酶，或是微生物侵染时含有类似的酶分解花青素苷使果蔬褪色。

花青素是一种感光性色素，它的形成需要日光。如在遮阴处生长的果蔬，色彩的呈现就不够充分，往往显绿色。花青素遇金属（铁、铜、锡）则变色，所以果蔬在进行加工时不能用铁、铜、锡制的器具。加热对花青素有破坏作用。例如，炒红菜薹时温度过高就会破坏花青素，炒出来的菜颜色就不鲜艳，显暗黑色。

医学研究证实，花青素在养生保健上具有诸多功能。花青素可促进视网膜细胞中视紫质的再生成，可预防重度近视及视网膜剥离，并可提高视力。花青素还可以提高人的夜视力，这对于夜间驾车者或长时间注视屏幕的人等都有帮助。花青素是一种强效的抗氧化剂，因此具有维持正常的细胞连接、保持血管弹性、改善微血管循环等功能。

（八）芳香物质

果蔬的香味是其本身含有的各种芳香物质的气味和其他特性结合的结果，是判断果蔬成熟度的一种标志，也是决定果蔬品质的重要因素。果蔬种类不同，芳香物质的成分也各异。果蔬的芳香物质主要是一些微量的挥发油，其在果蔬中的含量通常在 100 毫克 / 千克以下。也有芳香物质含量稍多的果蔬，如香蕉为 65 ～ 338 毫克 / 千克，草莓为 5 ～ 10 毫克 / 千克，黄瓜为 17 毫克 / 千克，番茄为 2 ～ 5 毫克 / 千克，大蒜为 50 ～ 90 毫克 / 千克，萝卜为 300 ～ 500 毫克 / 千克，洋葱为 320 ～ 580 毫克 / 千克，芹菜为 1000 毫克 / 千克，等等。芳香物质稳定性差，容易变化和消失。

（九）单宁

单宁亦称鞣质，属于多酚类化合物，有收敛性涩味。一般蔬菜中含量较少，水果中较多。在果实成熟或后熟过程中，单宁的聚合作用增加，不溶于水，涩味减轻或无涩味。成熟的柿子一般含有可溶性单宁，鲜食呈强烈的涩味，需脱涩使可溶性单宁变成不溶性单宁来减轻涩味。苹果、梨等经去皮或切分破碎后，放置在空气中，很快就变色，其原因是所含的单宁被氧化变成暗褐色的根

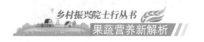

皮鞣红。

（十）糖苷类物质

糖苷类物质在植物体中普遍存在。果蔬中存在着各种各样的苷，大多数都具有苦味或特殊的香味。其中有些苷类既是果蔬独特风味的来源，又是食品工业中重要的香料和调味品。但是，其中部分苷类有毒，在应用时应注意。

1. 苦杏仁苷

苦杏仁苷是果实种子中普遍存在的一种苷。其中以核果类的杏核、苦扁桃核、李核含量最多，仁果类的种子中含量较少或没有。苦杏仁苷在酶的作用下，可生成葡萄糖、苯甲醛和氢氰酸。氢氰酸具有剧毒，成年人服用 0.05 克氢氰酸（相当于服用约 0.85 克苦杏仁苷）即可丧失生命。因此，在食用含有苦杏仁苷的种子时，需要加以处理。

2. 黑芥子苷

黑芥子苷普遍存在于十字花科植物的根、茎、叶与种子中。例如，萝卜在食用时所呈现的辛辣味，即黑芥子苷水解后产生的芥子油的风味。黑芥子苷在芥菜种子中含量最多。

3. 茄碱苷（龙葵碱苷）

茄碱苷主要存在于茄科植物中，是具苦味且有毒的物质。茄碱含量达0.02%时，即可强烈破坏人体的红细胞，并引起黏膜发炎、头痛、呕吐等中毒症状，严重时可以致死。薯皮变绿或已发芽的土豆块茎，有较高含量的茄碱苷。番茄和茄子果实中也含茄碱苷，青番茄等未熟绿色果实中茄碱苷含量较高，成熟时含量逐渐降低。所以，要吃挖去芽眼并削去绿皮的土豆、成熟的番茄、炒熟的茄子。

4. 柠檬苷

柠檬苷是柑橘类果实中普遍存在的一种苷类。通常在柑橘类种子中含量最多，其次为囊膜，内果皮中较少。柠檬苷本身不具有苦味，但与酸类化合时就产生苦味。在果实加工时，含柠檬苷的细胞被破坏后与果肉中的柠檬酸接触，即产生苦味。柑橘类果实腐烂变坏时有苦味，也是这个原因。

5. 其他苷类

除上述几种糖苷外，还有薯蓣皂苷，是一种类固醇衍生物。瓜类的苦味是由于存在药西瓜苷。扁豆、四棱豆、刀豆等也含有有毒的皂苷。

（十一）近年来引起重视的新功能物质

果蔬中含有多种可以调节人体生理功能、提高免疫力、预防疾病的化合物，如有机硫化合物、类胡萝卜素、类黄酮和多糖等。在我国传统中医学理论中，许多水果蔬菜都是药食同源。近年来，在果蔬中引起重视并已经确认的功能活性物质很多，现列举几例如下。

芸薹素：芸薹素广泛存在于植物体内，以十字花科植物居多，是一种新型植物内源激素，在很低的浓度下，能显著地刺激植物营养生长和促进受精作用。芸薹素可以促进蔬菜、水果等作物生长，可改善作物品质，提高作物产量，广泛用于农业生产上。

大蒜素：大蒜素学名为二烯丙基硫代亚磺酸酯，是从百合科葱属植物大蒜的鳞茎中提取的一种有机硫化合物。大蒜素有较强的抗菌作用，在农业上可用作杀虫剂、杀菌剂，在临床医药、食品和饲料添加剂方面也得到了较为广泛的应用。人食用大蒜素，有活化细胞、促进能量产生、提高抗菌能力的作用，还有去脂降压、降血糖、防癌、调节肠胃的功效。

辣椒素：辣椒素是辣椒的活性成分，中医用辣椒治疗胃寒、风湿等症。辣椒素具有消炎、镇痛、麻醉等作用，还可抑制恶性肿瘤的发生，对治疗皮肤病、减肥等也有特殊功效。

γ- 氨基丁酸：γ- 氨基丁酸是一种天然存在的功能性氨基酸，别名 4- 氨基丁酸（简称 GABA），富含于蔬菜、水果及发酵食品中。γ- 氨基丁酸具有降低血压、改善脑功能、增强长期记忆、提高肝肾功能等功效。

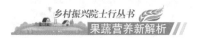

第二节 大健康养生食学的缘起

自古以来，人类为了生活与健康，不断探索食物在维护生命健康与预防疾病中的重要作用。从《黄帝内经》到《神农本草经》，再到唐代的《千金要方》、明代的《本草纲目》、清代的《调疾饮食辩》等中医食疗学，无一不是对健康食学的发掘、继承、研究与发展，并广泛流传于民间。现代人由于生活节奏的加快，精神压力的叠加，因生理机能失调引起的亚健康状况日渐增多，以食物营养调理来增进人体健康已被民众所接受。

健康之道林林总总。何谓健康？没有疾病和衰弱，且身体和心理都与社会相适应，属于一个完好状态，这就是属于健康状态。亚健康状态是人在身体、心理社会环境等方面表现的不适应，介乎于健康与疾病之间的临界状态。据估计，全球亚健康人数超过 60 亿人，占全球总人口的 85%；中国的亚健康人数约占中国总人口的 70%，约 9.5 亿人。习近平总书记在 2016 年全国卫生与健康大会上指出，"要倡导健康文明的生活方式，树立大卫生、大健康的观念，把以治病为中心转变为以人民健康为中心"。从那之后，全国各地各行各业开始关注和践行大健康理念。

道家的阴阳学说（亦称二元论学说），从事物的发生、发展、变化的哲学角度，以自然界的阴阳交感、互根互用、对立制约、消长平衡、相互转化的对立统一辩证分析，阐释出人的生命起源与本质，总结出人体的生理功能、病理变化、疾病预防与诊断等基本规律，并贯穿于中医的辨证施治全过程，有效地为人类健康提供指引。中医的五行学说（亦称多元论学说），从构成宇宙的基本物质及其属性与控制的角度，分析归纳各种事物和现象的属性、内部的相互联系，将相近、相同性质的物质元素特性，运用抽象类比法归类推演，构建出"金、木、水、火、土"五行系统，并以控制论原理阐述其物质属性与特点及其相互之间相生相克的辩证关系，实现控制信号与反馈信号的调控，为人类自我保健提供基本遵循。

人有五脏六腑（五脏指脾、肺、肾、肝、心，六腑指胃、大肠、小肠、三焦、膀胱、胆），物有不同属性，食有五味五色（五味指酸甘苦辛咸，五色指青赤黄白黑）。如何将五味五色与五脏六腑相对应于阴阳五行上来调整膳食、控制疾病、保护健康，众说纷纭。

五脏六腑是健康基石。《黄帝内经》载"肝主筋，肾主骨，脾主肉，心主脉，肺主皮毛"。有学者研究表明，只要脾、肝、大肠和肾四个脏腑功能健康，癌症、糖尿病、心脏病、高血压就会远离人群。一是脾要健康。脾主气血运化，具有造血滤血功能。起着免疫作用。如果人有病，就先恢复脾的功能。二是肝要健康。肝主筋和疏泄藏血，具有分解代谢食物中的糖类、蛋白质、脂肪以及分泌胆汁的功能，起着造血、凝血、解毒作用。胆为肝脏之腑，与肝互为表里。肝不好影响胆汁分泌，进而影响胆的健康，使胆参与食物消化、蛋白质吸收和浓缩排泄胆汁的功能减弱，甚至失去调节胆管压力和维持胆管平衡的作用，严重时引起消化不良、黄疸指数上升、胆结石等症状。肝不好源自三大克星：晚睡、吃油炸食品或吃得太油腻、坏脾气，这三种习性正是肝功能丧失的推手。三是大肠要健康。大肠主津，起滋润作用（小肠主液，起濡养作用）。从病理学角度分析，大肠具有吸收残渣中的水分、电解质和其他物质（氨气、胆汁酸）的功能，起着形成、储存、排泄粪便和分泌黏液蛋白、保护黏膜的作用。大肠蠕动不正常就会出现便秘，造成体内毒素积累。所以大肠是"万病之源"。四是肾要健康。肾除了主骨，还主水、主纳气、主藏精，肾具有生髓生精、通脑生发、开窍聪耳、促进发育等功能。

中医主张五味五色要配伍。五味调和则能滋养五脏，有过之则伤身。酸生肝、苦生心、甘入脾、辛入肺、咸入肾，五味对五脏不仅有味的学问，更有量的妙用。《素问·生气通天论》云："味过于酸，肝气以津，脾气乃绝；味过于咸，大骨气劳，短肌，心气抑；味过于甘，心气喘满，色黑，肾气不衡；味过于苦，脾气不濡，胃气乃厚；味过于辛，筋脉沮弛，精神乃央。"此乃味的学问。同时《素问·五藏生成论》又云："多食咸，则脉凝泣而变色；多食苦，则皮槁而毛拔；多食辛，则筋急而爪枯；多食酸，则肉胝而唇揭；多食甘，则骨痛而发落。"此乃量的妙用。据此推演，五脏对五味在于：酸主肝胆，起收敛作用；甘主脾胃，起发散作用；苦主心脏，起祛燥排湿作用；辛主肺与大肠，起中和发散作用；咸主肾与膀胱，起软化作用。可见，只有荤素搭配、合理配

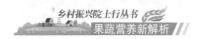

伍、平衡膳食，才能保证人体健康。

传统阴阳五行学说是我国古代哲学思想的结晶，这种以时空上的思维逻辑与艺术形成的动态变化思维体系，被中医学的生理病理系统论所采纳、道家思想所推崇。阴阳五行构成宇宙万物，人与自然是一个有机整体，阴阳平衡维系着人体正常生理功能。"阴虚则热，阳虚则寒"，打破了平衡，疾病就会乘虚而入。中医的"青入肝、赤入心、黄入脾、白入肺、黑入肾"昭示出如果人体脏器有病，一定是五色对五脏方面的膳食配伍上出了问题。道家认为人的健康状态在于运用阴阳五行应时应季膳食，从大自然的变化中选配五色来调理五脏六腑。觅食则以五行入手，五色为伍，纠偏补失。人与五行（金木水火土）相生相克，所谓相生：金生水（肺金养肾水、滋膀胱），水生木（肾水调肝木、滋胆囊），木生火（肝木济心、滋小肠），火生土（火温脾土、滋胃胰），土生金（脾土助肺金、滋大肠）；相克：金克木（肺金制约肝胆），木克土（肝制约脾、大肠），土克水（脾制约肾、膀胱），水克火（肾水制约心），火克金（心火制约肺）。由此可见，人的正常生命活动"顺之生，逆则克"，只有趋利去弊，以五行五色之辨证膳食来调理五脏，才能维持人的健康生命活动。日本是全球最长寿的国家，日本学者认为，人要更多地专注没有吃过的食物才能增强机体免疫力。《中国居民膳食指南》特别提出日常饮食要保持食物的多样性，避免单一取食。可见五色对五脏的膳食之奥秘在于全面营养，因时制宜，拾遗补阙，而不偏食。

第三节 人体必需营养素的功能与日摄取量

维持人体生命活动共有七大营养素，主要通过摄取动物源和植物源食物来吸收，其中相当一部分通过食用果蔬而获取。各营养素的功能作用与人体日需量以及果蔬内较高含量营养素如下。

一 蛋白质

蛋白质是一切生命的物质基础，也是人体细胞的重要组成部分，还是构成多种重要生理活性物质的成分，被称为"生命之源"。蛋白质包括血红蛋白、白蛋白、免疫蛋白等，主要参与物质代谢和生理机能调节，保证机体生长、发育并供给能量。比如血浆蛋白维持渗透压，球蛋白形成抗体，蛋白质产生的热量可为人体提供能量，蛋白质在消化道遇到重金属离子会迅速将其包裹以避免肠道吸收，等等。故此，它既是一切生命物质之源，也是生命安全的防线。蛋白质由多种氨基酸构成，氨基酸不仅是蛋白质的基本组成单位，也是构成人体所需蛋白质的基本物质，还是人体所需第一营养元素，既为人体提供能量，也对毒金属有拮抗作用。氨基酸大部分可在人体内合成，但还有 8 种氨基酸不能在成人体内合成，必须通过食物来补给，故统称为必需氨基酸，它们是亮氨酸、异亮氨酸、赖氨酸、蛋氨酸、苯丙氨酸、苏氨酸、色氨酸、缬氨酸。蛋白质缺乏会引起人体各种功能紊乱，如血红蛋白缺乏易引起供血不足、缺氧乏力，白蛋白缺乏会引起胶体渗透压不足而出现水肿，免疫蛋白缺乏会导致人体免疫力下降，但是蛋白质摄取过剩易引起结肠癌、胰腺癌发病风险。人体内蛋白质重量占人体重量的 18%，蛋白质供给的能量占人体所需的 10% ～ 12%。通常成人每日摄取蛋白质的量为体重的 0.8 ～ 1 克 / 千克（60 ～ 120 克 / 日）。蛋白质有优劣之分，来自动物源的蛋白属于高密度蛋白（也称优质蛋白），来自植物源的蛋白除大豆属于优质蛋白外，大多数属于低密度蛋白（粗蛋白）。从健康角度而言，摄入的优质蛋白应占 1/3。

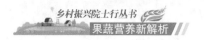

二 脂类

脂类由脂肪、类脂两大部分构成。脂肪是人体能量的来源之一，起着固定内脏、维持热量、保持体温平衡的作用。脂肪的主要成分是甘油三酯，具有调节细胞活动、协助脂溶性维生素的吸收、防止热量散失的功能。脂肪中含有两种脂肪酸，即饱和脂肪酸与不饱和脂肪酸。饱和脂肪酸在人体内消化率不高，过多容易造成脂肪堆积，不饱和脂肪酸在人体内消化率高，一般不易引起脂肪堆积。动物脂肪以饱和脂肪酸为主，植物脂肪以不饱和脂肪酸为主，果蔬所含的脂肪酸为不饱和脂肪酸。长期过度摄取饱和脂肪酸或动物油脂等高能量密度食物会增加患病风险，严重者甚至诱发乳腺癌、结肠癌等恶性肿瘤。因此营养学家建议健康饮食则以植物源食物为主。类脂是脂与油类似的化合物，主要分为磷脂和类固醇等五大类，也称复合酯类。类脂可起到氧化供能、改善心血管及神经系统功能、保持体温、保护脏器、维持生物膜结构及其功能、构成神经递质的作用。类脂包括磷脂和类固醇等，磷脂又包括磷酸甘油酯和神经鞘脂，主要存在于细胞原生质与细胞膜中。磷酸甘油酯中的卵磷脂是构成细胞膜的主要成分，可提供能量，乳化、分解油脂，减少胆固醇在血管壁的沉积，改善心血管。胆固醇只存在于动物体内，植物体内存在类似于胆固醇的植物固醇，它们都是构成细胞膜的重要成分，也是人体活性物质的合成材料，具有合成维生素 D、促进对钙的吸收等作用。人体吸收胆固醇约占 30%，但吸收植物固醇仅占 5%。胆固醇在人体内可以合成，一般不存在缺乏的情况，但胆固醇在体内过量会导致高胆固醇血症。脂肪在人体内的储存形式是甘油三酯。脂肪在人体中的比例为 10%～15%，人体每日需要在食物中摄取的脂肪占总能量的 15%～20%，即 100～150 克/日，最高限量不超过 30%（200 克/日）。如果每日摄取脂肪总能量＞30% 或＜5%，会影响人体对铁的吸收。

三 水

水润万物，地球含水量达 71%，是生物赖以生存的前提条件。水参与细胞的新陈代谢全过程，可溶解和运送各种营养物质、氧气到循环系统，润滑机体，调节体温，代谢废物。水对人体的功能作用在于参与磷酸化过程，促进生物氧化，促进蛋白质合成，促进神经系统发育，促进碳水化合物和脂肪代谢，激活酶的活性，调节水盐代谢、促进维生素吸收。第一，水是反应剂。水是构成人体组织的基本成分，参与体内各种物质的化学反应，使组织细胞具有一定的形态、硬度和弹性，为食物分解提供介质。同时，也对维持人体各器官功能、血容量和腺体分泌提供支持。第二，水是润滑剂。水可润滑消化道、关节腔、眼球、网膜、肠膜、脏器等。第三，水是调节剂。主要调节体温（如排汗）、渗入调节钾钠比（正常比值为 10：1）等。人体对水的利用通过两个器官摄入和排出，即中枢神经系统负责控制水的摄取（指令饮水、食物，肾脏和结肠重点吸收），肾脏控制水的排出。人体缺水会使血容量减少、血压降低、细胞外液电解质浓度增高，引起各种疾病甚至死亡。当人体缺水 6% 时会出现乏力、忧郁；缺水 10% 时会引起严重代谢紊乱、精神烦躁、眼球内陷、体温升高、脉搏加速、血压下降、皮肤干燥；缺水达 20% 时会无法进行氧化还原和营养素分解合成等正常活动，缺水严重者会危及生命。成人一般日需量 1000～1200 毫升。如果包含食物中的水分，其日需量应达到 1800～2000 毫升，高温时期日需量可高达 2000～3000 毫升。

四▶ 碳水化合物

碳水化合物由碳、氢、氧三种元素组成，属于人体主要的能量来源，占人体总能量的 55%～60%，也称为糖类。

糖类是细胞和组织的重要组成部分，也是呼吸作用的主要底物，具有储存与供给能量、构成组织细胞和生理活性物质、补充体力消耗、抗酮症（酮中毒）等功能。糖类分单糖、二糖（双糖）、寡糖、多糖（复合糖）等，其中单糖和部分寡糖属于可溶性糖（可溶于水），其区别在于单糖有甜味，寡糖甜味一般。部分单糖（如果糖），具有还原性。常见的单糖有果糖、半乳糖、核糖、葡萄糖等。二糖（双糖）属于还原糖，一般不溶于水（但麦芽糖、蔗糖可溶于水），有甜味或甜味一般。常见的二糖有麦芽糖、乳糖等。多糖属于不可溶性糖（不溶于水），也称为高分子糖，在植物细胞中以淀粉颗粒存在，其甜味不明显。常见的多糖有淀粉、糖原、纤维素、木糖、菊糖等。单糖、寡糖能直接被人体吸收，是人体主要的能量储藏物质，也是呼吸作用的主要底物。二糖（双糖）和

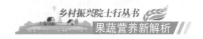
多糖（复合糖）只有转化为单糖——葡萄糖时才能被人体消化吸收。一些由原糖加工而成的精制糖都是二糖，精制糖会促进肿瘤细胞生长，如果膳食中缺乏足够的膳食纤维参与，过量食用精制糖会引起肥胖症、糖尿病、龋齿、脂肪肝、高血压、痛风等病，严重者有诱发结肠癌的风险。原糖与糖原的区别在于原糖是植物体内的糖经加工而成的二糖，而糖原是动物体内储存的支链淀粉多糖。人体每日需要碳水化合物占总能量的 55%～60%，占体重的 0.25%～0.5%，低于 40% 或高于 80% 对人体有害。成人日摄取量一般为 150～300 克，最高限量 400 克，折合精制糖 25～50 克（世界卫生组织建议）。

五　维生素

维生素是一种小分子有机化合物，是维持人的生理功能、促进生长发育、调节新陈代谢的营养物质。按溶解性可分为脂溶性和水溶性两类：脂溶性维生素易溶于脂肪，不溶或难溶于水，在人体内大量存在；水溶性维生素不溶于脂类而易溶于水，在人体内存在量很少。脂溶性维生素包括维生素 A、维生素 D、维生素 E、维生素 K 等；水溶性维生素包括 B 族维生素、维生素 C 和维生素 P 等。对人体生命活动起重要作用的维生素有以下几种。

1. 维生素 A（视黄醇）

维生素 A 是一种脂溶性的醇类物质，也是构成视觉细胞内感光物质的成分，主要参与糖蛋白的合成，是视觉的生化过程所必需的，也是人体中防止细菌侵入的天然屏障。其作用及功能有 3 种：第一，可预防夜盲症和多种眼疾；第二，维持皮肤的健康，防止皮肤瘙痒与干燥，淡化斑点；第三，促进骨细胞增殖与生长。维生素 A 可保护视力，帮助呼吸道和胃肠道形成一层保护膜，防止细菌或有害物质直接侵入呼吸道和胃肠道，具有抗感染和增强免疫力的功效。维生素 A 存在于动物组织中，植物体内只含维生素 A 原，即胡萝卜素，深绿色和红黄色的果蔬中含量较多。人体内缺乏维生素 A 易引起肝不好、夜盲症或视力减退、眼干燥症或眼睛易流泪、角膜炎、嘴角烂、感冒、腹泻、皮炎等症，严重缺乏维生素 A 会致胎儿先天性盲症；过量摄取会引起头痛、脱发、皮肤黄染、胎儿畸形，严重者甚至产生中毒现象。推荐维生素 A 日摄取量：成人 0.8～3 毫克。

2. B 族维生素

叶酸（维生素 B_9）：叶酸能促进细胞分裂，帮助蛋白质代谢，促进红细胞生成、白细胞再生，有利于胎儿脑神经系统发育和预防阿尔茨海默病，是准妈妈孕前、老年人必补的营养成分。缺乏叶酸易引起人体贫血、免疫力下降，影响对钙的吸收，诱发黄褐斑，也可能会引起脑发育迟缓和胎儿神经畸形；过量摄取叶酸会导致头痛、四肢无力、心跳加速和抵抗力下降。推荐叶酸日摄取量：成人 0.2 毫克（孕妇 0.4 毫克）。

烟酸（维生素 B_3）：烟酸能维持消化系统和神经系统健康，促进血管扩张，抑制低密度蛋白合成，降血脂，是高血脂人群、皮肤粗糙人群、脚气病人群、便秘人群、肌无力人群、吸烟人群所必补的营养成分。缺乏烟酸会出现口腔炎症、烟酸缺乏症、食欲不振、注意力不集中、肠道功能紊乱、焦虑健忘等症；过量摄取烟酸会引起视网膜损伤，严重者会出现失明。推荐烟酸日摄取量：成人 13～20 毫克。

维生素 B_1（硫胺素）：属于抗神经炎素，是人体必需的水溶性营养元素，能促进新陈代谢，对防止心肌炎、脚气病发生有较好的辅助作用。缺乏维生素 B_1 易引起脚气病、下肢水肿、心包积液、脚跟角质化开裂、脚趾麻木、肌肉酸痛、心肌肥大、心悸气促、神经失调等症；摄取维生素 B_1 过量会出现头晕、腹泻以及风疹等皮肤病，严重者会发生哮喘、疱疹、休克等症。维生素 B_1 日摄取量：成人 1.0～1.5 毫克。

维生素 B_2（核黄素）：主要参与体内生物氧化和能量代谢，帮助修复身体伤口组织。对于口腔炎症、皮肤毛囊炎、阴囊炎、皮肤干燥、体内湿热有很好的缓解作用。缺乏维生素 B_2 易引发口腔溃疡、唇炎、牙龈炎、牙周炎等口腔生殖综合征以及睑缘炎、脂溢性皮炎、肝胃不和、神经失调等症；摄取维生素 B_2 过量会导致皮肤瘙痒（适量可治皮肤瘙痒）、麻木和皮下烧热感。推荐维生素 B_2 日摄取量：成人 1.2～1.6 毫克。

维生素 B_6（吡哆素）：主要参与多种氨基酸的代谢，促进白细胞生成，制造胃酸，保护血管和保持皮肤弹性。缺乏维生素 B_6 可引起免疫力下降、腰酸

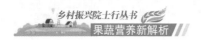

背痛、腿脚怕冷、消化不良、失眠、脂溢性皮炎、痔疮、眼睛干涩等症，补充维生素 B_6 可起到改善消化系统功能、营养发质、减轻急躁焦虑情绪、缓解湿气重、辅助断奶妇女回乳等作用；摄取维生素 B_6 过量会发生手脚麻木、肌无力等症。推荐维生素 B_6 日摄取量：成人 1.6～2 毫克。

此外，维生素 B_{12}（钴胺素）等也属于重要的 B 族维生素。

3. 维生素 C（抗坏血酸）

维生素 C 主要具有抗氧化作用，能消除活性自由基对细胞膜的损害，保护膜的结构和功能；调节机体新陈代谢和维持正常生理功能；促进神经递质的合成，帮助机体更好地利用叶酸，缓解精神分裂症和抑郁症；参与脂肪、蛋白质（特别是胶原蛋白）的合成，增强皮肤弹性，抑制酪氨酸酶的活性，减少黑色素形成；促进铁和钙的吸收，抑制炎症细胞释放有害自由基，增强机体对细菌、病毒的抵抗力，能有效预防感冒；降低血脂，改善心肌代谢，增加冠状动脉血流量；同时，维生素 C 能使 6 价铬转化为 3 价铬，降低其毒性，特别有助于防止亚硝酸的形成，降低恶性肿瘤的发生概率。缺乏维生素 C 可引起维生素 C 缺乏病和神经功能障碍，出现毛囊焦化、皮肤干燥和长红点、脚跟角质化开裂、肌肉和关节疼痛、牙龈出血、风火牙痛、贫血耳鸣、急性肝炎、免疫力下降，严重者会出现血流动力学异常（血液循环不畅、血黏度高、血管硬化）、血常规异常（白细胞升高、红细胞降低），引起尿道感染、扁桃体炎、肺炎以及贫血、血小板异常、创伤愈合速度减缓等凝血功能障碍，还会引起神经过敏性"多疑症"甚至是"被迫害幻想症"；维生素 C 刺激凝血功能，过量摄取对微循环差的人群不宜，还会引起腹泻、反酸甚至泌尿道结石。推荐维生素 C 日摄取量：成人 100～120 毫克。

4. 维生素 E（生育酚）

维生素 E 具有强力的抗氧化性，参与人体的代谢反应，调节人体的性激素水平，维持生殖器官的正常功能。同时，维生素 E 也是不饱和脂肪酸的抗氧化剂，有扩张血管、改善血液循环、抗衰老、防止皮肤干燥和雀斑痘痘的形成等作用。缺乏维生素 E 导致体内微循环受阻，内分泌失衡，男性精子活力不强，女子雌性激素偏低，易引起不育、耳鸣、肌肉营养不良、皮肤生斑衰老、脚跟开裂、静脉曲张、心脑血管疾病；过量摄取维生素 E 会引起头晕眼花、心慌气短、呕吐、高血压、低血糖等症。推荐维生素 E 日需量：成人 8 ～ 10 毫克。

5. 维生素 D

维生素 D 可促进骨骼生长，调节钙、磷代谢，保护牙齿健康，提高机体免疫力。缺乏维生素 D 易引起骨质疏松、肌肉和骨痛、脱发、龋齿、虚汗盗汗、伤口愈合慢、感冒，严重者会发生佝偻病、软骨病；过量摄取维生素 D 会出现泌尿道结石、便秘或腹泻、口干燥怒、恶心呕吐、皮肤瘙痒、动脉硬化等症，严重者甚至产生中毒现象。推荐维生素 D 日需量：成人 5 ～ 20 微克。

6. 维生素 K

维生素 K 具有脂溶性，为肝脏合成酶的必需物质，主要参与凝血因子和骨钙素的合成。缺乏维生素 K 会引起凝血功能障碍，导致鼻出血、牙龈出血、吐血、便血、内脏出血以及皮肤紫癜、消化不良等症；过量摄取维生素 K 会引起呕吐、腹泻，以及小儿贫血、皮疹、黄疸等症。推荐维生素 K 日需量：成人 65 ～ 80 毫克。

7. 维生素 P

维生素 P 又名芦丁、柠檬素，是一种水溶性维生素。具有较强的抗氧化性，能降低血管脆性，增强维生素 C 的活性，预防紫癜、脑出血和视网膜出血等疾病。维生素 P 在人体内无法自身合成，必须从食物中摄取。长期缺乏维生素 P 易引起抵抗力下降、毛细血管脆弱，出现皮炎、静脉曲张、头晕、牙龈出血、鼻出血、视网膜出血、脑出血、紫癜、更年期综合征等；过量摄取维生素 P 会导致腹泻。推荐维生素 P 日需量：成人不低于 100 毫克。

六 矿物质

矿物质又称无机盐，是构成人体组织和维持正常生理功能所必需的物质，但人体又无法合成，而需要从食物或水中摄取（主要以低化学价的可溶性元素被小肠吸收，高化学价的元素则被肠液混合后排出）。进入人体内的矿物质是分布不均的，且相互之间既有协同作用也有拮抗作用，所以有些矿物质对人体产生营养作用，也有一部分则产生毒理作用。人体所需的矿物元素有 60 多种，共分两大类，即常量元素（也称宏量元素）和微量元素。其作用机理主要是构成人体组织（包括骨骼、牙齿、肌肉等），维持机体的酸碱平衡和组织细胞的渗透压，调节细胞膜的通透性，组成激素、维生素、蛋白质，参与生命代谢过程（主要是作为酶的激活剂和维生素、核酸的成分，调节体内水分分布、维持神经肌肉兴奋，促进新陈代谢）。在矿物元素中，人体较容易缺乏的主要是钙、铁、铜、锌、硒、铬、碘、钴、钼等元素。与人体密切相关的常量元素有 7 种（即钙、钾、钠、镁、磷、硫、氯），微量元素有 18 种（即铁、锌、铜、钴、锰、铬、硒、碘、镍、氟、钼、钒、锡、硅、锶、硼、铷、砷），其中人体易缺乏的元素有 14 种（即钾、钠、钙、镁、磷、硫、铁、铜、锌、硒、钴、钼、碘、铬）。在摄取的矿物质中要关注一些具有潜在毒性的微量元素，如氟、铅、镉、汞、砷、铝、锡、锂等，这些微量元素摄取量达到一定极限时，会致畸、致癌、致突变。

1. 常量元素（体内含量＞ 0.01%）

钙元素：钙是构成人体骨骼、牙齿的主要成分，主要参与人体多种生理及生化代谢，维持骨骼肌与心肌正常的收缩，维持神经和肌肉的正常活动，参与血液凝固的过程，调节酶的活性，维持细胞膜的稳定性，调节内分泌和酸碱的平衡。缺钙易引起佝偻病、鸡胸、入睡难、抽筋、骨质疏松、指甲脆裂、牙齿不坚、皮肤长红点等症；钙过量会增加结石和甲状腺癌的发生风险，抑制铁、镁、磷的吸收和降低锌的利用率。人体含钙约占体重的 2%，成人一般日需钙为 800 ～ 1000 毫克，最高限量 1200 毫克。

磷元素：磷是人体核酸、酶、生物膜磷脂的重要组成部分，是能量转换的关键物质，也是构成骨骼、牙齿的主要成分，参与细胞内碳水化合物、脂肪等能量代谢，调节体内酸碱平衡，具有保护人体细胞、增强细胞膜的作用。缺磷易影响骨骼、牙齿发育，引起红细胞、白细胞及血小板异常，以及软骨病；磷含量过高会引起心律失常、失眠健忘、骨质疏松。成人一般日需磷为 700 ～ 1000 毫克，最高限量 3500 毫克。

镁元素：镁作为多种酶的激活剂参与酶促反应。主要参与蛋白质的合成及神经肌肉的传导，调节心血管功能，缓解精神压力；维持体内钾、钠合理分布，促进胃肠功能正常运转，促进骨形成和骨再生，提高骨密度。人体缺镁会导致抽筋、怕痒、失眠、听觉过敏、肌肉震颤，引起心脏期前收缩、过速和房颤以及高血压、高血糖等症，还会出现龋齿、脚臭、皮肤长红点、骨质疏松、指甲脆裂等症状；镁含量过高会引起肾功能障碍、肌无力、心律失常、头晕、嗜睡、蛋白尿等现象。成人一般日需镁为 300 ～ 350 毫克，最高限量 750 毫克。

钾元素：参与细胞的新陈代谢和酶促反应，调节体内酸碱平衡，维持体内渗透压平衡，维持肌肉、心肌和胃肠正常功能，降低血压。长期缺钾会导致心肌功能不稳、疲乏无力、神经传导异常（反应迟钝）、胃肠蠕动功能减弱（食欲不振），引起高血压、心律不齐、抽筋、口角及手脚麻木、脚踝浮肿等症状；钾过量会引起高钾血症，出现心律失常甚至心脏骤停。成人一般日需钾为 1500 ～ 2000 毫克，最高限量 3500 毫克。

钠元素：主要参与骨骼肌肉的收缩、神经系统运动，维持体内渗透压平衡，维持正常血压，调节体内酸碱平衡，增强神经肌肉兴奋。在人体内钠和钙具有竞争作用，高钠会引起骨质流失。缺乏钠易引起疲倦、眩晕、恶心、呕吐、视力模糊、血压下降甚至昏迷等症；钠过量会抑制干扰素的分泌，使胃黏膜失去保护能力，引起口渴、精神烦躁、扁桃体炎、水肿、高血压等症。人体含钠约占体重的 0.15%，主要通过食盐摄取，成人一般日需钠为 1000 ～ 1200 毫克，最高限量 2500 毫克，折合食盐 3.75 ～ 6.25 克，世界卫生组织建议成人每日食盐摄入量不超过 5 克，我国推荐成人每日食盐摄入量为 6 克。

2. 微量元素（体内含量＜ 0.01%）

锌元素：参与酶的合成与激素的分泌，促进神经系统发育、生长发育、胸腺发育和创伤组织的再生，维持人体正常的味觉功能，有助于人体对维生素 C、氨基酸、有机酸的吸收。缺锌会导致生物酶的活性减弱，影响人体内激素分泌，出现近视、指甲有小白点、记忆力衰退、口臭、食欲不振（味觉功能退化）、肛门发红、精神紊乱、性功能减退、免疫力下降（易感冒）、创伤难以愈合、掉发白发、皮炎（痤疮、湿疹、丘疹）、小儿夜闹与生长发育停滞、胎儿畸形等症；锌含量过高会使免疫功能下降、减少胃酸分泌，引发高胆固醇症和缺铁性贫血（因锌离子抑制铁的吸收）。成人一般日需锌为 15 毫克左右（孕妇和乳母可增加一倍），但最高限量 45 毫克。

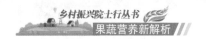
铁元素：铁是血红蛋白的组成部分，具有造血功能，主要参与脂类的能量代谢、氧的运输储存和药物的降解过程，提高人体免疫力。女性对铁的需求高于男性，未成年高于成年人。食物中的铁分为动物源性和植物源性，动物源铁更利于人体吸收。动物源铁属于血红素铁，其吸收率为 20% ～ 25%；植物源铁属于非血红素铁，其吸收率为 1% ～ 10%。缺铁会引起贫血，易导致血红蛋白和红细胞比容下降、免疫力和记忆力下降、贫血、脂溢性脱发、头晕、发质枯黄、皮肤苍白、手脚冰凉、指甲脆裂等症，还容易引起精神不振、情绪不定等现象；铁含量过高会引发喉癌、胃癌。成人一般日需铁为 11.5 ～ 20 毫克，最高限量 60 毫克。

硒元素：硒是一种起抗氧化作用的微量元素，具有抗氧化、保护心血管、保护红细胞的功能，帮助人体提高免疫力，防止组织硬化衰老，促生长，解毒，抑制肿瘤细胞分裂。缺硒易影响机体免疫功能，引起克山病、大骨节病；硒过量易导致头发脱落、指甲发脆、皮肤组织损伤和神经系统异常，严重者可导致死亡。成人一般日需硒为 60 ～ 200 微克，最高限量 400 微克。

碘元素：碘主要用于合成甲状腺素，增强酶的活性，调节蛋白质的合成与分解，促进生物氧化、水盐代谢、糖和脂肪代谢，促进维生素的吸收与利用，促进人体生长发育。缺碘易引起甲状腺肿大，易导致胎儿肌肉发育迟缓、儿童智力障碍及身材矮小，易导致精神紧张、睡眠不好、风火牙痛等症；摄入碘过量则引起高碘性甲状腺肿及甲状腺功能亢进症。成人一般日需碘为 150 ～ 200 微克，最高限量 1000 微克。

此外，硼、氟、锰、铜、铬、钴等一些微量元素既是毒素但又在人体中不可或缺，其微量反而起抑制病害的作用。如微量硼元素起到化痰止咳、抑菌防腐、缓解氟中毒的作用，缺硼易引起关节酸痛、肌无力等症，而硼过量又导致急性中毒、红斑、循环系统障碍等症；微量氟元素起到防治龋齿的作用，但氟过量会损害肾脏和引起斑齿病；微量锰元素可维持脑功能和神经递质的合成与代谢，促进脂肪代谢和糖代谢，但锰过量易出现头晕烦躁的症状，严重时会引发帕金森病。

七 膳食纤维

膳食纤维被列为人体第七类营养素，和传统的六类营养素并列。膳食纤维在人体中具有吸收水分、促进肠胃蠕动、改善肠道菌群、缓解便秘、排毒减肥、降低胆固醇的作用。如果人体摄取膳食纤维不足，就有利于厌氧菌的生长和繁殖，不利于肠道有益菌群正常活动，造成肠胃功能减弱、糖分解能力减弱、毒素积累，出现结肠疾病、高胆固醇血症、肥胖、糖尿病、便秘、痔疮等症，严重者会引发缺血性心脏病甚至结肠肿瘤；过多摄取膳食纤维，会刺激胃肠排泄，影响蛋白质的吸收，导致腹胀、屁多、营养不良，甚至造成消瘦、肠梗阻、脱水等症状。成人一般日需膳食纤维 20～35 克（我国推荐 30.2 克）。

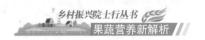

一　含蛋白质的果蔬

1. 富含蛋白质的果蔬

蔬菜类中蛋白质含量最高的是毛豆、豌豆等，含量较高的是芡实、甘薯、百合、土豆、秋葵、花椰菜、板栗南瓜、莲藕、藕带、黄瓜、丝瓜、西蓝花、西蓝薹、绿皮萝卜、慈姑、金针菜、网纹甜瓜、辣椒、茭白、番茄、苜蓿菜、芦笋、菠菜、绿苋菜、芹菜、空心菜、韭菜、甘蓝、茴香、生姜等，其中菌藻类蛋白质含量高的是羊肚菌、赤松茸、蘑菇、金针菇、香菇、银耳、紫菜，含量较高的有猴头菇、草菇、黑木耳、海苔、海带、平菇等；水果类蛋白质含量高的是百香果、杨桃、菠萝、菠萝蜜、鳄梨（即牛油果）、石榴、香蕉，含量较高的是荔枝、柑、苹果、草莓、葡萄、桂圆、芒果等；坚果类蛋白质含量高的主要有瓜子、核桃等。

2. 富含氨基酸的果蔬

大蒜、豆类、叶菜类、山药、莲藕、南瓜、紫菜、葛仙米、香蕉等；坚果类氨基酸含量高的主要有杏仁、松子、葵花子、榛子。

二　含脂类的果蔬

1. 富含脂类的果蔬

花生、毛豆、黄豆芽、葱类、油菜、金针菜、莜麦菜、芫荽、芥蓝、花椰菜、蕨菜、茼蒿、平菇、大葱、木耳菜、苋菜、鳄梨、油梨、杏仁、橄榄、榛子、核桃、松子、瓜子、开心果、腰果等。果蔬中脂类含量最高的是花生、油菜籽，其次是鳄梨、油梨。

2. 低脂肪含量的果蔬

冬瓜、迷你黄瓜、丝瓜、白萝卜、紫菜、海带、韭菜、绿豆芽、辣椒、大蒜、木耳、苹果、柠檬、赤豆等。

三　含糖类的果蔬

评价膳食营养既要关注食物的含糖量,更要关注食物升糖指数(GI)。参照《身边的营养学》《食物血糖生成指数》《中国 2 型糖尿病膳食指南》等综合分析,营养学家对食物含糖量与升糖指数提出新划分标准。通常定义 GI 低于 55 的食物为低升糖指数食物,GI 在 55 ～ 75 的食物为中升糖指数食物,GI 高于 75 的食物为高升糖指数食物;含糖量低于 10% 为低糖,含糖量在 11% ～ 20% 内为中糖,含糖量在 20% 及以上为高糖。

1. 果蔬含糖量

常见的低糖类果蔬、中糖类果蔬、高糖类果蔬见表 1。

表 1　果蔬含糖量分类

类别	低糖类果蔬	中糖类果蔬	高糖类果蔬
蔬菜类	普通南瓜、冬瓜、黄瓜、苦瓜、丝瓜、刀豆、豇豆、菜豆、扁豆、茄子、辣椒、番茄、小白菜、生菜、菠菜、萝卜缨、大白菜、莜麦菜、莴苣、萝卜、茭白、胡萝卜、菜心、红菜薹、芥蓝、西蓝花、茴香、青蒜、小葱、芫荽、海带、香菇、蘑菇、平菇、金针菇、羊肚菌、苜蓿菜、马齿苋、荠菜、藜蒿、鱼腥草等	板栗南瓜、西瓜、甜瓜、大阪毛豆、蚕豆、鲜花生、水芋头、凉薯、山药、土豆、荸荠、慈姑、莲藕、野藕、金针菜、大蒜等	芡实梗、甘薯、菱角、葛根、茎用甜菜、虫草参等
水果类	莲雾、杨梅、草莓、黑橄榄、柠檬、枇杷、梨、鳄梨、樱桃、水蜜桃、李、杏、菠萝、柚子等	橙子、葡萄、提子、猕猴桃、金橘、葡萄柚、国光苹果、树莓、黄桃、蓝莓、果冻橙、冰糖苹果、橄榄、甘蔗、无花果、桂圆、荔枝、芒果、石榴、磨盘柿等	香蕉、山楂、沙棘、榴莲等
坚果干果类	杏仁、松仁、白瓜子等	核桃、黄豆、花生仁、葵花子、榛子、蓝莓干等	干枣、芡实米、干豌豆、干莲米、绿豆、白果、板栗等

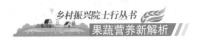
2. 果蔬升糖指数

升糖指数全称为"血糖生成指数"，是反映通过进食引起人体血糖升高程度的指标，对糖尿病患者的饮食参考具有指导性的作用。升糖指数＞70为高升糖指数食物，它们进入胃肠后被快速消化，吸收率高，转化为葡萄糖的速度快，血糖迅速升高；升糖指数＜55为低升糖指数食物，它们在胃肠中停留时间长，吸收率低，转化为葡萄糖的速度慢，血糖升高慢，人体有足够时间调动胰岛素的释放和合成，使血糖不至于飙升。

常见的低升糖指数果蔬、中升糖指数果蔬、高升糖指数果蔬见表2。

表2　果蔬升糖指数分类

类别	低升糖指数果蔬	中升糖指数果蔬	高升糖指数果蔬
蔬菜类	丝瓜、黄瓜、苦瓜、紫菜、海苔、海带、小白菜、大白菜、甘蓝、菠菜、红菜薹、蚕豆、扁豆、豇豆、茄子、辣椒、番茄、黄豆芽、绿豆芽、花生芽、菇类、芹菜、芫荽、大葱、白萝卜、魔芋、莴苣、竹笋、藕带、莲藕、凉薯、牛蒡、金针菜、鲜花生、鲜莲米等	甜豌豆、香瓜、网纹甜瓜、西瓜、南瓜、蒜薹、薹韭、甜菜、芋头、甜玉米、山药等	紫薯、心里美萝卜等
水果类	樱桃、李、火龙果、葡萄柚、白柚子、鳄梨、杏、杨桃、草莓、木瓜、橙子、石榴、蓝莓、柠檬、红柿子、椰子、桃、梨、苹果、葡萄、芒果、山楂、红柚、桂圆等	甘蔗、香蕉、提子、无花果、柑、菠萝、荔枝、猕猴桃等	鲜枣等
坚果干果类	干黄豆、花生仁、干蚕豆、黑豆、腰果、赤豆、绿豆、杏干、鹰嘴豆、百合干等	干莲米、干芡实、葡萄干、甘薯条、菠萝干等	干枣等

四 含维生素的果蔬

1. 富含维生素A的果蔬

富含维生素A的果蔬见表3。

表 3　富含维生素 A 的果蔬

类别	种类或品种
蔬菜类	胡萝卜、西蓝花、红番茄、网纹甜瓜、西瓜、黄金瓜、黄瓜、南瓜、乌塌菜、马齿苋、大白菜、菠菜、荠菜、洋葱、莴苣、毛豆、豌豆尖、莜麦菜、金针菜、苜蓿菜、甘薯、香菇、金针菇、蘑菇、紫菜等
水果类	国光苹果、翠冠梨、果冻橙、芒果、枇杷、樱桃、香蕉、杏、木瓜、荔枝、桂圆、红心火龙果等
坚果干果类	胡桃、绿豆、桂圆干、红枣干等

2. 富含 B 族维生素的果蔬

（1）富含叶酸的果蔬见表 4。

表 4　富含叶酸的果蔬

类别	种类或品种
蔬菜类	西蓝花、西蓝薹、菠菜、芦笋、秋葵、莴苣、白花椰菜、茼蒿、甘蓝、南瓜、番茄、胡萝卜、小白菜、油菜薹、苋菜、韭菜、马兰、扁豆、毛豆、蘑菇、竹荪等
水果类	木瓜、柑橘、猕猴桃、樱桃、苹果、榴莲、香蕉、葡萄、草莓、山楂、杨梅、梨、酸枣、石榴等
坚果干果类	杏仁、胡桃、核桃、腰果、板栗、松子、黑豆、黄豆等

（2）富含烟酸的果蔬见表 5。

表 5　富含烟酸的果蔬

类别	种类或品种
蔬菜类	胡萝卜、迷你番茄、老黄瓜、花生、蚕豆、豌豆、芦笋、精细叶菜、花椰菜、甘蓝、油菜薹、南瓜、苜蓿菜、茴香、土豆、芫荽、蘑菇、冬菇、香菇、草菇、羊肚菌、紫菜、海带等
水果类	柑橘、榴莲、香蕉、菠萝、葡萄、草莓、黄梨、李、无花果等
坚果干果类	黄豆、黑豆、绿豆等

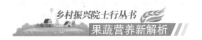

（3）富含维生素 B_1 的果蔬见表6。

表6　富含维生素 B_1 的果蔬

类别	种类或品种
蔬菜类	番茄、芹菜、芫荽、苋菜、雪里蕻、黄瓜、胡萝卜、菠菜、油菜薹、莜麦菜、大白菜、毛豆、豌豆、扁豆、香菇、紫菜、木耳等
水果类	香蕉、葡萄、猕猴桃、柑橘、梨等
坚果干果类	杏仁、腰果、板栗、花生仁、葵花子、黄豆、黑豆、赤豆等

（4）富含维生素 B_2 的果蔬见表7。

表7　富含维生素 B_2 的果蔬

类别	种类或品种
蔬菜类	菠菜、胡萝卜、茄子、迷你冬瓜、番茄、芹菜、油菜薹、茭白、白菜、黄瓜、扁豆、毛豆、海带、紫菜、蘑菇、香菇、木耳等
水果类	柑橘、香蕉、苹果、猕猴桃、山楂、葡萄、梨等
坚果干果类	杏仁、核桃、花生仁、黄豆、黑豆、南瓜子等

（5）富含维生素 B_6 的果蔬见表8。

表8　富含维生素 B_6 的果蔬

类别	种类或品种
蔬菜类	大蒜、西蓝花、番茄、胡萝卜、毛豆、豌豆、扁豆、土豆、网纹甜瓜、南瓜、甘蓝、生菜、菠菜、韭菜、蘑菇等
水果类	香蕉、葡萄、柑橘、猕猴桃、鳄梨、菠萝、梨、桂圆、鲜枣等
坚果干果类	核桃、胡桃、杏仁、榛子、开心果、花生仁、绿豆、葵花子等

3. 富含维生素 C 的果蔬

富含维生素 C 的果蔬见表9。

表9　富含维生素 C 的果蔬

类别	种类或品种
蔬菜类	西蓝花、青椒、彩椒、番茄（尤以黄色番茄为佳）、苋菜、黄瓜、芥蓝、羽衣甘蓝、豆类、雪里蕻、油菜、白菜、萝卜缨、青葱、菠菜、芹菜、韭菜、菠菜、乌塌菜、红菜薹、薯尖、黄胡萝卜、独蒜、板栗南瓜、甘薯、苜蓿菜、灰灰菜、草菇、蘑菇、鸡腿菇、平菇、赤松茸等

类别	种类或品种
水果类	奶油草莓、樱桃、猕猴桃、木瓜、苹果、柑橘、葡萄、柿子、火龙果、香蕉、桂圆、沙棘、酸枣、刺梨等
坚果干果类	核桃、腰果、板栗、杏仁、松子、白果、花生仁、干莲米、芡实米等

4.富含维生素 E 的果蔬

富含维生素 E 的果蔬见表 10。

表 10 富含维生素 E 的果蔬

类别	种类或品种
蔬菜类	山药、十字花科蔬菜(尤其是甘蓝)、金针菜、韭菜、菠菜、莴苣、扁豆、毛豆、芹菜、空心菜、生菜、辣椒、茄子、番茄、西瓜、花生、甘薯、香椿芽、蘑菇、金针菇、木耳、螺旋藻等
水果类	鳄梨、猕猴桃、芒果、石榴、桑葚、草莓、橘子、山楂、柚子、葡萄柚、鲜枣、橄榄等
坚果干果类	杏仁、榛子、碧根果、胡桃、松子、瓜子、花生仁、黄豆、黑豆等

5.富含维生素 D 的果蔬

果蔬维生素 D 含量较少,且其活性差、利用率低,但仍然起到微小作用。富含维生素 D 的果蔬见表 11。

表 11 富含维生素 D 的果蔬

类别	种类或品种
蔬菜类	芥蓝、白花椰菜、辣椒(尤其是黄色辣椒)、豆类、胡萝卜(尤其是黄胡萝卜)、蘑菇、香菇等
水果类	国光苹果、柠檬、奶油草莓、樱桃、桑葚、果冻橙、香蕉、柿子、葡萄、芒果、石榴、猕猴桃、鳄梨等
坚果干果类	核桃、榛子、板栗、腰果、开心果、黄豆、黑豆、花生仁等

6.富含维生素 K 的果蔬

富含维生素 K 的果蔬见表 12。

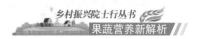

表 12　富含维生素 K 的果蔬

类别	种类或品种
蔬菜类	菠菜、羽衣甘蓝、抱子甘蓝、芹菜、甜菜、波士顿生菜、芫荽、苜蓿菜、芥菜、西蓝花、西蓝薹、芜菁、芦笋、番茄、胡萝卜、樱桃萝卜、板栗南瓜、西瓜、甘蓝、白花椰菜、秋葵、芦笋、莴苣、豇豆、毛豆、莲藕、海藻等
水果类	猕猴桃、石榴、葡萄、苹果、梨、枇杷、樱桃、香蕉、桂圆、荔枝、蓝莓、树莓、西梅等
坚果干果类	坚果都含有维生素 K，尤其是松子含量高，黄豆、黑豆、绿豆含量较高

7. 富含维生素 P 的果蔬

富含维生素 P 的果蔬见表 13。

表 13　富含维生素 P 的果蔬

类别	种类或品种
蔬菜类	茄子、紫皮洋葱、毛豆、豌豆、彩椒、芹菜、菠菜、甜菜、芥菜、番茄、网纹甜瓜、西蓝花、紫甘蓝、南瓜、韭菜、胡萝卜、土豆、山药、葛根含量高，青椒、黄瓜、西葫芦、白花椰菜、莴苣、薯尖、木耳、金针菇等也有一定含量
水果类	柑橘、桑葚、蓝莓、草莓、猕猴桃、苹果、梨、榴莲、桃、柿子中含量高，菠萝、无花果、杏、樱桃、桂圆、香蕉、荔枝、葡萄、山楂、李、木瓜、鲜枣也有一定含量
坚果干果类	白果、核桃、开心果、榛子、花生仁、黄豆、黑豆、松子、瓜子等

五　含矿物质的果蔬

1. 富含钙的果蔬

富含钙的果蔬见表 14。

表 14　富含钙的果蔬

类别	种类或品种
蔬菜类	芥菜、菜心、苜蓿菜、小白菜、油菜薹、茴香、芫荽、苋菜、芹菜、马齿苋、莜麦菜、花生、扁豆、蚕豆、芥蓝、甘蓝、西蓝花、白花椰菜、大白菜、豌豆尖、大蒜、木耳菜、魔芋、芝麻叶、蘑菇、香菇、黑木耳、金针菇、平菇、紫菜、海带、海苔、发菜等

续表

类别	种类或品种
水果类	无花果、香蕉、菠萝、海枣、人参果、杏、李、金橘、桑葚、猕猴桃等
坚果干果类	松子、榛子、核桃、葵花子、花生仁、黑豆等

2. 富含钾的果蔬

富含钾的果蔬见表15。

表15 富含钾的果蔬

类别	种类或品种
蔬菜类	毛豆、菜豆、蚕豆、扁豆、豌豆、甜菜、南瓜、网纹甜瓜、土豆、菠菜、苋菜、空心菜、莴苣、芥菜、芫荽、西瓜、辣椒、胡萝卜、紫皮洋葱、大蒜、竹荪、蘑菇、羊肚菌、银耳、紫菜等
水果类	矮生鲜枣、椰子、柿子、黄桃、香蕉、鳄梨、猕猴桃、桂圆、石榴、葡萄、柑橘、沙棘等
坚果干果类	榛子、杏仁、黄豆、黑豆、红豆、干莲米等

3. 富含钠的果蔬

富含钠的果蔬见表16。

表16 富含钠的果蔬

类别	种类或品种
蔬菜类	雪里蕻、芡实梗、菜豆、球茎茴香、茼蒿、辣椒、芹菜、空心菜、菠菜、花椰菜、莲藕、胡萝卜、白萝卜、土豆、竹笋、蘑菇、草菇、紫菜、海带等
水果类	橄榄、樱桃、树莓、香蕉、甜橙、梨、椰子、苹果等
坚果干果类	杏仁、榛子、腰果、开心果、碧根果、巴旦木、黄豆、黑豆、南瓜子、葵花子等

4. 富含镁的果蔬

富含镁的果蔬见表17。

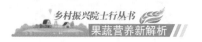

表 17   富含镁的果蔬

类别	种类或品种
蔬菜类	紫甘蓝、苋菜、芥菜、菠菜、芫荽、花椰菜、花生、萝卜、土豆、毛豆、豌豆、蚕豆、辣椒、茴香、芝麻叶、紫菜、蘑菇、猴头菇等
水果类	香蕉、杨桃、桂圆、鳄梨等
坚果干果类	杏仁、腰果、核桃、榛子、黄豆、黑豆、花豆、奇亚籽、葵花子、南瓜子、松子等

5. 富含磷的果蔬

富含磷的果蔬见表18。

表 18   富含磷的果蔬

类别	种类或品种
蔬菜类	网纹甜瓜、西瓜、白菜、辣椒、红皮大蒜、菠菜、毛豆、豌豆、扁豆、刀豆、豇豆、豆芽、豌豆尖、金针菜、油菜薹、花椰菜、洋葱、芫荽、慈姑、胡萝卜、西蓝花、西蓝薹、球茎茴香、秋葵、玻璃芹、苋菜、红菜薹、莲藕、藠头、牛蒡、大葱、海带、紫菜、菱角、香椿芽、冬笋、苜蓿菜、蕨菜、野韭、榆钱菜等
水果类	草莓、桂圆、酸枣、鸡心枣、黑枣、乌枣、椰子、石榴、鳄梨、青梅、桑葚、香梨、香蕉、樱桃、猕猴桃、红橘、芦柑、柚子、荔枝、柿子、柠檬、橙子、蜜桃、金橘等
坚果干果类	干果、南瓜子、西葫芦籽、葵花子等

6. 富含锌和影响锌吸收的果蔬

（1）富含锌的果蔬见表19。

表 19   富含锌的果蔬

类别	种类或品种
蔬菜类	佛手瓜、西葫芦、瓠瓜、萝卜、大白菜、黑花生、羊肚菌、香菇、蘑菇、银耳、茶树菇、紫菜、海带等
水果类	国光苹果、猕猴桃、荔枝、矮生鲜枣、翠冠梨、杏、香蕉、柠檬、奶油草莓、桑葚等
坚果干果类	核桃、板栗、花生仁、松子、瓜子等

（2）影响锌吸收的果蔬。富含粗纤维和高草酸的叶菜类蔬菜、富含高植酸

的根茎类蔬菜以及含钙高的豆类、坚果等影响锌的吸收（因钙离子会替换锌离子）。

7.富含铁及影响铁吸收的果蔬

（1）富含铁的果蔬见表20。

表20　富含铁的果蔬

类别	种类或品种
蔬菜类	菠菜、紫背天葵、红苋菜、迷你番茄、紫豇豆、紫菜豆、红扁豆、豌豆、毛豆、苦瓜、金针菜、芫荽、大白菜、芹菜、韭菜、荠菜、花椰菜、紫山药、红秋葵、金针菇、黑木耳、香菇、大蒜、西蓝花、油菜薹、芦笋、棱角丝瓜、菜瓜、紫薯、凉薯等
水果类	草莓、樱桃、红心火龙果、红枣、夏黑葡萄、桑葚、猕猴桃、桂圆、苹果
坚果干果类	杏仁、核桃、南瓜子、鹰嘴豆、黑豆等

（2）影响铁吸收的果蔬。慎食少食富含高脂肪、单宁与粗纤维素的食物，如甘薯、胡萝卜、黄瓜、海带、石榴、李、柿子等。

8.富含硒的果蔬

富含硒的果蔬见表21。

表21　富含硒的果蔬

类别	种类或品种
蔬菜类	魔芋（含量最高）、松茸、蘑菇、石耳、芦笋、大蒜、紫薯、菠菜、苜蓿菜、西蓝花、西蓝薹、甘蓝、花椰菜、番茄、芥菜、洋葱、胡萝卜、芫荽、大葱、襄荷笋、紫菜豆、豌豆、芸豆、蚕豆、大白菜、南瓜、花生、紫菜、海带、葛仙米等
水果类	桑葚、人参果、苹果、桂圆、葡萄、树莓、蓝莓、香蕉、鸭梨、杏等
坚果干果类	腰果、黄豆、黑豆、绿豆、南瓜子等

9.富含碘的果蔬

富含碘的果蔬见表22。

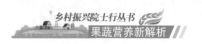

表 22　富含碘的果蔬

类别	种类或品种
蔬菜类	芹菜、菠菜、毛豆、芸豆、小白菜、大白菜、青椒、山药、土豆、甘薯、海苔、海带、紫菜、石花菜、螺旋藻等
水果类	柿子、葡萄、梨、橘子、橙子、榴莲、菠萝、香蕉、苹果等
坚果干果类	松子、核桃、开心果、杏仁、黄豆、黑豆、赤豆等

六　含膳食纤维的果蔬

富含膳食纤维的果蔬见表 23。

表 23　富含膳食纤维的果蔬

类别	种类或品种
蔬菜类	笋类（尤其是冬笋）、紫薯、白薯、土豆、蚕豆、菜豆、豌豆、辣椒、蕨菜、芹菜、莜麦菜、菠菜、白菜、油菜、松菇、胡萝卜、花椰菜、韭菜、雪里蕻、茼蒿、茭白、黄瓜、南瓜、苦瓜、网纹甜瓜、番茄、羊肚菌、草菇、蘑菇、香菇、金针菇、杏鲍菇、猴头菇、平菇、紫菜、海带等
水果类	山楂、柑橘、樱桃、酸枣、黑枣、鸡心枣、石榴、苹果、鸭梨、香蕉、木瓜、火龙果、草莓等
坚果干果类	坚果类均含有，尤其是松子、杏仁、瓜子以及葡萄干、桑葚干等

第五节 果蔬营养素与五行五脏五性五色五味的关联性

果蔬颜色不同，其营养价值不同；果蔬性味不同，其作用不同。分析道家阴阳学说的"积阳为天，积阴为地。阴静阳躁，阳生阴长"和"阳为气，阴为味。味归形，形归气，气归精，精归化，精食气，形食味，化生精，气生形"的动静交互规律，结合中医五行学说阐述五行五脏五色五味对于养生的关联性，昭示出果蔬颜色对五脏功能的滋养起着不同的作用，果蔬性味对五脏气质起着不同的调理收敛作用。现综合细分如下。

一 五行五脏与果蔬颜色归类

中医将阴阳五行与人体五脏和健康状态的五色对应到大自然的七大色系之中，并将果蔬颜色予以归类，用植物的药用价值与营养成分来改善人体体质。

1. 金
肺属金，对应白色果蔬，并将银色果蔬归类于白色系列。

2. 木
肝属木，对应绿色果蔬，并将青色（深绿色）果蔬归类于绿色系列。

3. 水
肾属水，对应黑色果蔬，并将蓝色果蔬归类于黑色系列。

4. 火
心属火，对应赤色（红色）果蔬，并将紫色果蔬归类于赤色系列。

5. 土
脾属土，对应黄色果蔬，并将灰色、棕色、橙色果蔬归类于黄色系列。

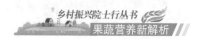

二 果蔬与五性

中医按照人体不同体质和果蔬的性味归经划分为五性，包括热、温、寒、凉、平，其主要功能和果蔬代表品种如下。

（1）热性果蔬：健脾行气、驱湿散寒、通血宽中。热性果蔬代表品种见表24。

表24 热性果蔬代表品种

类别	种类或品种
蔬菜类	红尖椒、紫椒等
水果类	榴莲等
坚果干果类	夏威夷果、葵花子以及枣干片等

（2）温性果蔬：解燥热、清燥结、消红肿、驱寒证。温性果蔬代表品种见表25。

表25 温性果蔬代表品种

类别	种类或品种
蔬菜类	彩椒、慈姑、芡实梗、金皮西葫芦、板栗南瓜、刀豆、黑土豆、芥菜、荆芥、紫苏、小茴香、独蒜、香蒜、韭菜、芫荽、青蒜、紫皮洋葱、球茎茴香、紫胡萝卜、大葱、薤头、火葱、小葱、薹韭、蒜薹、生姜、野韭等
水果类	山楂、荔枝、桂圆、木瓜、水蜜桃、黄桃、芒果、樱桃、矮生鲜枣等
坚果干果类	核桃、开心果、板栗、碧根果、松子等

（3）寒性果蔬：去火解毒。寒性果蔬代表品种见表26。

表26 寒性果蔬代表品种

类别	种类或品种
蔬菜类	青皮苦瓜、打瓜、迷你西瓜、香瓜、菜瓜、葫芦、薄荷、樱桃番茄、空心菜、日本菜心、豆瓣菜、苋菜、紫背天葵、绿豆芽、红秋葵芽、莼菜、四叶菜、春笋、蒲公英、食用芦荟、草菇、牛肝菌、青头菌、海带、葛仙米、魔芋等
水果类	香蕉、猕猴桃、柠檬、葡萄柚、甘蔗等
坚果干果类	无

（4）凉性果蔬：滋阴凉血、清热除乏。凉性果蔬代表品种见表27。

表27 凉性果蔬代表品种

类别	种类或品种
蔬菜类	棱角丝瓜、迷你黄瓜、迷你冬瓜、网纹甜瓜、紫茄、四棱豆、苦菊、紫生菜、波士顿生菜、荠菜、芹菜、菠菜、芥蓝、抱子甘蓝、洪山菜薹、油菜薹、冰菜、金针菜、香椿芽、芦笋、百合、牛蒡、藜蒿、绿皮萝卜、白萝卜、樱桃萝卜、荸荠、莲藕、菱角、葛根、虫草参、凉薯、蕨菜、马兰、鹅肠草、蘘荷笋、苜蓿菜、鱼腥草、杏鲍菇、紫菜、地皮菜、螺旋藻等
水果类	翠冠梨、丰水梨、砀山梨、奶油草莓、柿子、黄梨、柑、橙子、李、柚子、果冻橙、椰子、桑葚、罗汉果等
坚果干果类	绿豆等

（5）平性果蔬：健脾开胃、滋补身体。平性果蔬代表品种见表28。

表28 平性果蔬代表品种

类别	种类或品种
蔬菜类	萝卜芽、花生芽、西蓝花芽苗菜、大白菜、紫甘蓝、西蓝花、西蓝薹、水果型节瓜、瓠瓜、茼蒿、薯尖、甜豌豆、豌豆尖、毛豆、紫菜豆、荷兰豆、蚕豆、扁豆、花生、鲜莲米、甘薯、紫山药、荔浦芋头、枸杞尖、蘑菇、黑木耳、银耳、香菇、金针菇、羊肚菌、猴头菇等
水果类	国光苹果、袖珍蓝莓、乌梅、杨梅、杏、枇杷、菠萝、无花果、黄金百香果、石榴、莲雾、火龙果、橄榄、夏黑葡萄等
坚果干果类	榛子、腰果、杏仁、芡实米、白果、花生仁、南瓜子、西瓜子、黄豆、黑豆、赤豆等

> **三 果蔬的五色与五脏"五养"**

根据果蔬营养对人体的功能作用，中医五行学说将植物的七色归列为五色，对应于五脏"五养"之中。

1. 赤（红）养心（包含二腑：小肠、三焦）

这类果蔬富含蛋白质、氨基酸、维生素C、维生素E、番茄红素等物质，具有活血化瘀、防止皮肤衰老、抗疲劳和驱寒等特点，可保护心脏功能，促进血液再造和血液循环，养颜美容，预防感冒。

中医五行将紫色归于赤色（红色）系列，这类果蔬富含番茄红素、花青素、

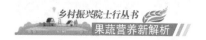

蛋白质、氨基酸、膳食纤维、胡萝卜素以及铁、钙等矿物质，具有抗氧化、清除自由基、提高机体免疫力等特点，能起到预防心脑血管疾病、改善肝功能和视力下降的作用。

2. 黄养脾（包含胃腑）

黄色果蔬富含胡萝卜素、高蛋白、糖类、维生素 C 以及钙、钾、磷、铁等矿物质，具有增强免疫力、促进胃肠蠕动、暖胃驱寒、利湿健脾、止血消肿、清热醒脑等特点，能起到开胃消食、促进新陈代谢、解毒降毒、壮骨、防高血压与辐射的作用。

中医五行将橙色、灰色、棕色归于黄色系列。橙色果蔬富含 β- 胡萝卜素、糖类、类黄酮、氨基酸、挥发性油、B 族维生素、维生素 C、维生素 A、维生素 E 以及钙、钾、磷、铁等多种矿物质，具有增强免疫力和脾胃肠功能、抗氧化、防衰老、防夜盲症等特点，对于保护脾胃功能、防止代谢异常、预防心脑血管疾病、防夜盲症等有辅助作用。

灰色和棕色果蔬富含蛋白质、膳食纤维、类黄酮、糖类以及钙、磷、碘等矿物质，具有促进胃肠蠕动、增强血管弹性、调节内分泌系统、改善心脑血管功能等特点，对行气宽中、甲状腺疾病、心脑血管疾病等有舒缓作用。

3. 黑养肾（包含膀胱腑）

黑色果蔬富含天然花青素、维生素 C、维生素 B_2、维生素 B_6 以及铁、硒、钙、钾、镁、锌等矿物质，具有补肾、调节人体内分泌、清除自由基、抗氧化、清除心脑血管壁垃圾、乌发黑发、抗衰老等特点，对于保护肾脏功能、预防肾虚、预防贫血、预防心脑血管疾病和改善白发有较明显作用。

中医五行将蓝色归于黑色系列，这类果蔬富含花青素、胡萝卜素、维生素 C 以及铁、钙等矿物质，具有壮骨、健脑、护肤和减少肿瘤的发病概率等特点，对骨质疏松、心脑血管疾病、皮肤差、贫血等有较好的改善作用。

4. 青养肝（包含胆腑）

青色是介入蓝色与绿色之间的颜色，这类果蔬富含纤维素、胡萝卜素、维生素 C、类黄酮以及钙、硒、钾等矿物质，有的也富含叶酸、硫素，具有促进新陈代谢、促进肝脏排毒、调节内分泌、调节血液酸碱平衡、提高免疫力等特点，对于保护肝脏功能、预防心脑血管疾病（降血脂、降胆固醇）、缓解便秘、补血补气等能起到较好作用。

中医五行将绿色归于青色系列，这类果蔬富含膳食纤维、维生素 C、类胡萝卜素以及铁、硒等矿物质，具有改善消化系统功能、促进清肠排毒和脂质代谢、保持血管弹性、防止皮肤衰老、减少癌症发生概率等特点，对肠胃疾病、心脑血管疾病、皮肤粗糙等有改善作用。但这类蔬菜也有一部分含有较高的草酸，如菠菜、芫荽、空心菜、苋菜等，经常食用应事先焯水，避免与碱性食物同食，容易引起钙的沉淀而在体内形成结石。

5. 白养肺（包含大肠腑）

这类果蔬富含膳食纤维、维生素 C、糖类、蛋白质以及钾、镁等矿物质，具有提高机体免疫力、生津润肺等特点，对于保护肝脏功能、滋阴养胃、止咳化痰、改善便秘、预防风热感冒能起到较好作用。

四 果蔬的五味与五脏"五调"

中医认为阴阳五行对五味起着"金生辛、木生酸、水生咸、火生苦、土生甘"的作用，对五脏六腑的调理有如下关系。

1. 酸调肝（胆）

酸味果蔬具有疏肝固表、止咳止汗、健脾敛肺的作用。但食酸味食物过多易引起维生素 D 的流失，从而引发龋齿和结石。其主要果蔬产品有泡菜、海苔、马齿苋、山楂、酸枣、乌梅、李、橙子、柠檬等。

2. 甘调脾（胃）

甘甜味果蔬具有调气和胃、解肌止痛的作用。但甜食过量易造成 B 族维生素缺乏。其主要果蔬产品见表 29。

表 29　甘甜味果蔬

类别	种类或品种
蔬菜类	西瓜、甜瓜、南瓜、冬瓜、迷你黄瓜、瓠瓜、山药、莲藕、菱角、甘薯、凉薯、甜菜、空心菜、大白菜、矮脚黄小白菜、鲜莲米、花生、豌豆、刀豆、猴头菇、香菇、草菇、鸡腿菇、螺旋藻、紫菜、羊栖菜等

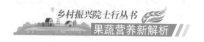
续表

类别	种类或品种
水果类	红枣、甘蔗、梨、葡萄、香蕉、樱桃、桂圆、柿子、芒果、火龙果等
坚果干果类	芡实米等

3. 苦调心（小肠、三焦）

苦涩味果蔬具有平心除烦、泻火排毒、祛湿利尿的作用。但苦涩味食物性寒凉，多食易伤脾胃。其主要果蔬产品见表 30。

表 30　苦涩味果蔬

类别	种类或品种
蔬菜类	苦瓜、菊苣、苦丁菜、芥菜、芜菁、莜麦菜、油菜薹、莲子心、百合、抱子甘蓝、洋葱、藜蒿、豆芽菜、绿秋葵、香椿芽、枸杞尖、蒲公英、平菇、杏鲍菇、螺旋藻、海苔、海带等
水果类	葡萄柚、橄榄等
坚果干果类	芡实米、杏仁、苦扁桃（微量）等

4. 辛调肺（大肠）

辛辣果蔬具有宣肺气、通血脉、祛寒湿、增食欲等作用。但辛辣食物具有燥性和刺激性，多食易引起便秘与皮肤病。其主要果蔬产品见表 31。

表 31　辛辣味果蔬

类别	种类或品种
蔬菜类	辣椒、大葱、魔芋、韭菜、薹韭、野韭、芫荽、香芹、藠头、荆芥、薄荷、藜蒿、鱼腥草、茴香、小葱、大蒜、蒜薹、生姜、白萝卜、竹荪、银耳、黑木耳等
水果类	枇杷、橘子、柚子、橙子、莲雾、柿子、芒果、木瓜等
坚果干果类	核桃、开心果、花生仁等

5. 咸调肾（膀胱）

咸味果蔬具有调节肾代谢功能和血液渗透压平衡以及软坚散结等作用。但咸味食物过量易损肾耗钙，破坏维生素 C。其主要果蔬产品有芹菜、甜菜、茼蒿、南瓜子、海带、紫菜以及腌制、泡制、烟熏食品等。

第二章

特色果蔬大健康价值新解析

《健康中国行动（2019—2030年）》提出，"到2030年，我国人均健康预期寿命得到较大提高，居民主要健康指标水平进入高收入国家行列"。可见，大健康是人类未来的共同追求。健康与寿命、健康与运动、健康与心态存在着辩证关系，而健康与营养、营养与膳食、膳食与结构存在着密不可分的关系。被誉为中国人膳食宝典的《中国居民膳食指南（2022）》一出版，《生命时报》就在第一时间邀请中国营养学会权威专家予以解读，提出将膳食结构调配为食物多样，合理搭配，多吃蔬菜、奶类、大豆和全谷。特色果蔬作为保健食品中的一枝新秀，被食品加工企业列为功能食品的优先选项，越来越受消费者的青睐。

特色果蔬是指珍稀、新奇、功能作用富集、品质独特的果蔬。具体包括野生珍稀果蔬、药食同源果蔬、养生功能独特的果蔬、观赏兼食用价值的果蔬、新研发出的奇特果蔬和部分用于与瓜菜间作套种的水果，涵盖瓜菜类、菌藻类、矮蔓生水果以及芽苗菜等。果蔬植物种类繁多，把这些种类进行系统分类主要有三种分类法，包括植物学分类法、食用器官分类法、农业生物学分类法。本章选用食用器官分类法，将特色果蔬分为十一类，即果菜类（包括瓠果类、浆果类、荚果类）、茎菜类（包括地下块根块茎类、地上茎类）、叶菜类（包括精细叶菜、结球叶菜）、香辛类、鳞茎类、根菜类（包括肉质根类、块根类）、花菜类、芽菜类、野生菜类、菌藻类、水果类。现各类具有养生特色的品种阐述如下。

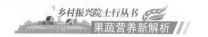

第一节　果　菜　类

一　瓠果类

1.迷你黄瓜

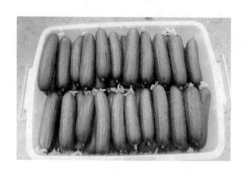

形态特征：迷你黄瓜又名荷兰小黄瓜，为黄瓜的一个变种，葫芦科一年生蔓生植物。根为浅根系，根系发达；叶绿色，五角心脏形；茎蔓生、中空；花黄色，单生，为雌雄同株异花；瓜深绿色，筒条形，无刺瘤，具雌性结瓜特点；种子浅黄色。以果实为食用部分，单瓜重100克左右。

内在品质：肉厚瓤少、脆甜爽口。富含葫芦素C、氨基酸、维生素（维生素E、维生素 B_1）、多糖、甘露醇和丙醇二酸，尤其是维生素E、葫芦素C、丙氨酸、谷氨酸、精氨酸、丙醇二酸、黄瓜酶、葡萄糖苷等物质含量高。具有脂肪含量低、营养全等特点，对于激发细胞免疫功能、抗衰老、疏通心脑血管、护肝润肤、抑制糖类转化为脂肪（阻止脂肪堆积）、防止酒精中毒等有多重效能。

食用方法：炒食、凉拌生食，捣汁做饮品。

食疗价值：味甘、性凉，入脾胃、大肠经。具有解毒解酒、降脂减肥、降压、降糖、降胆固醇、润肤保肝、消肿利尿和改善冠状动脉硬化等功效。对心脑血管和皮肤有护理作用，对咽喉肿痛、目赤眼痛有缓解作用，对糖尿病和醉酒人群有调节作用。此外种子可入药，能起到清肺化痰、消痈利水作用。

温馨提示：迷你黄瓜挑选当以瓜条匀称、皮色光亮、鲜嫩无刺为宜，但黄瓜性凉，胃寒者不宜多食。黄瓜含有维生素 C 分解酶，与其他富含维生素 C 的食物同食会降低其吸收。

2. 水果型节瓜

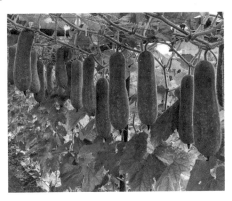

形态特征：水果型节瓜又名毛节瓜、长寿瓜等，属冬瓜的一个变种，为葫芦科一年生蔓生草本植物。根系发达；茎蔓生，五棱形，生长势强；叶绿色，掌状互生，双面具茸毛，边缘有小锯齿；花单生，黄色，总状花序；果脆绿色具花白斑，长圆筒形，附生浅茸毛，果肉紧密；种子卵形，乳白色。以果实为食用部分，单瓜重 1 千克以上。

内在品质：果肉细腻、口感清甜。富含蛋白质、果糖、氨基酸、维生素（维生素 C、维生素 A、维生素 B_1、维生素 B_2、维生素 B_6）以及钾、磷、镁等矿物质，尤其是维生素 C、钾等物质含量高，果糖含量较高。也含有一定的膳食纤维和钙，还含有少量的脂肪、胡萝卜素、烟酸、维生素 E、视黄酮以及硒、铁、锰、锌、钠等矿物质。具有维持体内酸碱平衡和心肌正常功能、促进代谢废物排泄、减低胆固醇、降压利尿消肿等功能。

食用方法：生食、素炒、煲汤。

食疗价值：味甘、性平，入脾胃、大肠经。具有健脾益胃、生津化热、止渴消肿、降脂减肥、通便通淋、降压降糖、护心护肤等功效。对冠心病、糖尿病、高血压有预防作用，对口渴烦热、脾胃虚弱有调节作用，对前列腺炎、便秘有改善作用，对肥胖有消减作用。

温馨提示：挑选水果型节瓜当以瓜条直、瓜肉紧密、瓜皮带茸毛、脐部带花为宜。

3. 迷你冬瓜

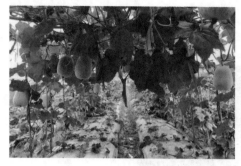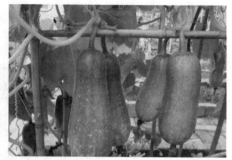

形态特征：迷你冬瓜又名小冬瓜，为冬瓜的一个变种，葫芦科冬瓜属一年生蔓生草本植物。根系发达；茎蔓生，五棱形；叶绿色，掌状；花黄色，单生，总状花序；果圆柱形，青绿色，附茸毛；种子乳白色，扁椭圆形。以果实为食用部分，单瓜重 1 千克左右。

内在品质：瓜肉肥厚、软滑爽口。冬瓜全身是宝，瓜瓤富含蛋白质、氨基酸、糖类、维生素（维生素 B_1、维生素 B_2、维生素 B_9、维生素 C）、β- 胡萝卜素、丙醇二酸、可溶性膳食纤维、冬瓜葫芦素、葫芦巴碱以及钾、钙、磷、铁等矿物质，尤其是维生素 C、钙、钾和丙醇二酸等物质含量较高，蛋白质、氨基酸（尤其是鸟氨酸、谷氨酸、精氨酸和天门冬氨酸）、β- 胡萝卜素、铁和硒元素含量也较高，脂肪和钠含量低（钾含量高可排除体内多余的钠，是典型的高钾低钠瓜菜）。具有抗氧化、调节免疫功能、调节心肌、刺激胃肠蠕动、改善泌尿系统功能、防止脂肪堆积（丙醇二酸能抑制糖类转化为脂肪）、抑制皮肤色斑形成等功能。瓜藤富含蛋白质、维生素 C、纤维素、叶绿素，能活络祛湿，润肤，除雀斑。瓜皮利水消肿、清肺排毒。瓜子富含脂肪、腺嘌呤、蛋白质、糖类、维生素（维生素 B_1、维生素 B_2）、油酸和葫芦巴碱，可护肾清肺化痰，抑制体内黑色素的沉淀，护发美容。

食用方法：迷你冬瓜可炒食、干炕、红烧、煲汤，冬瓜藤尖可炒食、捣汁服或煎服，冬瓜瓤可煮汤或晒干泡茶，冬瓜子可炒食。

食疗价值：味甘、性凉，入肺、肠与膀胱经。具有清肺排毒、健胃护肾、解暑止渴、降压降脂、降糖降尿酸、减肥消肿、护肤褪斑、利尿通淋等功效。对冠心病、肝腹水有预防作用，对暑热、肥胖、泌尿系统疾病（尤其是水肿）、脾胃肾功能低下、皮肤黑斑有一定的调养功能，对酒毒、便秘有改善作用。

温馨提示：挑选瓜条粗短、瓜肉结实、应季的瓜。

迷你冬瓜耐储存，常温下可保存 1 ～ 3 个月。迷你冬瓜性微寒，脾胃气虚者不宜多食。

4. 青皮苦瓜

形态特征：青皮苦瓜又名青苦瓜，为葫芦科苦瓜属一年生蔓生草本植物。根系发达，再生力强；茎蔓生，五棱形；叶绿色，近圆形；花单生，黄色，总状花序；果青绿色，圆锥形或圆筒形，外皮具粗细不一的刺瘤；种子乳黄色，肾形。以果实为食用部分，单果重 200 克左右。

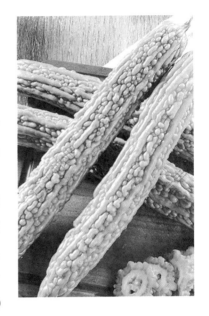

内在品质：皮绿肉厚、苦味较淡。富含维生素（维生素 C、维生素 E）、膳食纤维、胡萝卜素、奎宁（生物碱）、苦瓜素、苦瓜苷以及钙、铁、磷等矿物质，尤其是维生素 C 含量高。同时果肉中富含的活性肽（多肽 –P）具有降血糖的作用，苦瓜种子中含有的苦蛋白肽（MAP30）是一种抗菌、抗病毒、抗肿瘤的活性物质。具有清热解毒、补肾润脾、减肥明目、调节血糖、促进胃肠蠕动、提高机体免疫力等功能。

食用方法：焯水清炒、红烧、煲汤。

食疗价值：味苦、性寒，入心、脾胃经。具有清热解毒、补肾润脾、减肥明目、调节血糖等功效。对热证（尤其是目赤眼痛、便秘、痈疮肿毒）人群有较好的调养作用。

温馨提示：青皮苦瓜需挑选瓜条直、瓜色青绿、瓜皮瘤稍大且整齐的瓜。苦瓜性寒，脾胃虚寒者不宜多食。

5. 棱角丝瓜

形态特征：棱角丝瓜又名棱丝瓜、八角丝瓜、广东丝瓜、胜瓜等，为葫芦科一年生攀缘藤本植物。主根强大，再生力强；茎粗壮具棱角；叶深绿色，掌状五角形，叶面光滑，叶缘有稀疏锯齿；花黄色，单生，心脏形，总状花序；果深绿色或墨绿色，长棒形，具7～8条纵向棱，皮质较硬具皱纹；种子灰黑色，扁椭圆形，表皮有皱纹。以幼嫩果实为食用部分，全身均可入药，单瓜重400克左右。

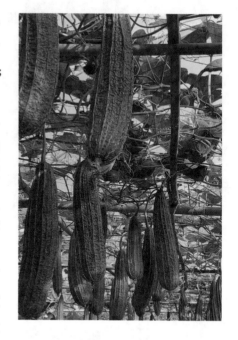

内在品质：肉质白细、柔软清甜。富含蛋白质、维生素、膳食纤维、矿物质等，尤其是钾含量高，维生素C、铁含量较高，钠含量较低。也含有一定的B族维生素、维生素E、钙、磷、镁，以及微量的维生素A、硒、铜、锰等。具有疏通经络、调节心肌、增强皮肤弹性、促进脑细胞发育、促进胃肠蠕动和促进胰岛素分泌等功能。同时，棱角丝瓜藤茎的汁液具有保护皮肤弹性的功能；种子富含17种氨基酸、维生素E和硒，具有除皱纹、通血管、抗衰老等食疗价值。丝瓜汁有"美人水"之赞誉。

食用方法：清炒、清蒸、焯水凉拌、煲汤。

食疗价值：味甘、性凉，入肺、肝、胃经。具有清热化痰、强心健脑、通乳利尿、凉血通经、生肌解毒、润肠通便、褪斑美白、降"三高"（高血压、高血脂、高血糖）、抗过敏、抗病毒等功效。对感冒、热咳痰多有辅助治疗作用，对心脑血管疾病、糖尿病、阿尔茨海默病有预防作用，对肠道便秘、妇女乳汁不通有化解作用，对小儿大脑发育有促进作用，对色斑、皮肤粗糙有消减作用，对过敏体质有调节作用。

温馨提示：挑选棱角丝瓜当以瓜色嫩绿、条形匀称、棱角微露、瓜纹清晰、脐部小花未落的为上品。丝瓜富含B族维生素，与泥鳅、竹笋同食会影响其吸收。棱角丝瓜性凉，腹泻者慎食。

6.迷你西瓜

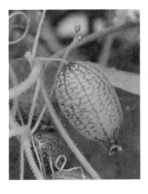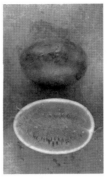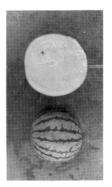

形态特征：迷你西瓜又名小西瓜、袖珍西瓜，葫芦科西瓜属的一个变种，一年生蔓生藤本植物。根系纤细，再生力强；茎蔓生，分枝力较强；叶绿色，掌状裂叶；花单生，黄色；果圆球形或椭圆球形，果皮绿色或墨绿色，具花纹，果肉水红色、黄色或深绿色；种子扁平粒小、多为黄褐色。以瓜肉为食用部分，单果重1～2千克。

内在品质：汁多味甜、口感凉爽。富含氨基酸（如瓜氨酸）、糖类、维生素C、胡萝卜素、膳食纤维以及钾等矿物质，还含有一定的生物碱、醛类挥发性物质和生物酶等。其活性酶具有抑制钠的吸收、提高皮肤弹性、保护血管弹性、调节血压的作用；其大量的膳食纤维可促进胃肠蠕动；其所含的生物碱、醛类挥发性物质具有消炎杀菌的作用，特别是对大肠杆菌可起到抑菌杀菌作用。迷你西瓜含水量高，被誉为"消暑高手"。

食用方法：生食，捣汁做饮料。

食疗价值：味甘、性寒，入心、胃、膀胱经。具有提高人体免疫力、解暑除烦、降压美肤、消疮、利尿、解便秘、强肌肉等功效。

温馨提示：挑选迷你西瓜当以瓜纹清晰、外皮光滑无毛、脐印明显、瓜柄与瓜连接处稍凹陷、手托瓜身轻拍有微颤感为好瓜。西瓜性凉且糖度较高，大便稀溏、下肢水肿和糖尿病患者不宜多食。

7. 板栗南瓜

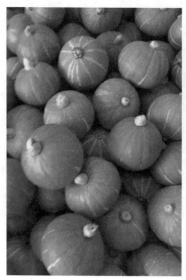
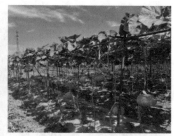
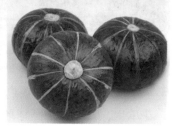

（图片提供者：方杏华）

形态特征：板栗南瓜又名小南瓜、贝贝南瓜，为葫芦科南瓜属一年生蔓生草本植物，是早熟南瓜杂交而成的新品种。根系发达，主根较深，侧根分布广；茎圆形、粗壮，中空半蔓生；叶深绿色，近圆形或心脏形，有刺毛；花黄色，单生；果以皮色可分为绿皮和红皮两个类型，绿皮型果扁圆球形（皮色墨绿，具纵向条形暗绿花纹），红皮型果高圆球形（皮色橘红），果肉金黄、厚实、紧密、质地粉糯，口味甜粉如板栗；种子灰黄色，扁平仁厚。果实、种子、嫩尖均可食用。绿皮型单果重 0.3～0.8 千克，红皮型单果重 1～2 千克。

内在品质：肉质致密、口感甜糯。板栗南瓜含有丰富的蛋白质、氨基酸、不饱和脂肪酸、多糖（淀粉、木糖、果胶）、维生素（维生素 A、B 族维生素、维生素 C）、类胡萝卜素以及钙、硒等矿物质，尤其是 B 族维生素、类胡萝卜素含量高。含有膳食纤维及高钙、高钾、低钠等矿物质，还含有一定的磷、铁、硼等元素和抗坏血酸氧化酶。有助于提高人体免疫力，增强皮肤弹性，促进胃肠蠕动，预防骨质疏松，降低糖尿病、高血压、冠心病的发生风险。南瓜子可入药，富含的脂类等物质具有杀虫、治疗前列腺增生和防止神经性脱发等功效，含有的锌元素可使人维持较为敏锐的思考能力。据荷兰科学家研究发现，多摄取 β- 胡萝卜素和锌可以有助于脑部运转。如果锌摄取不足，容易导致记忆力衰退、注意力不集中等问题。

　　食用方法：烧焖、煮食、蒸食，加工可制作成饼，嫩尖和瓜子均可炒食。

　　食疗价值：味甘、性温，入脾胃经。南瓜可提高机体免疫力，增强肝细胞再生能力，减轻亚硝酸盐带给人体的伤害，补中益气，清肠解毒，延缓皮肤衰老，缓解骨质疏松，消炎止痛，预防阿尔茨海默病、糖尿病、高血压、冠心病，保护视力，预防肥胖。对慢性肝病引起的鼻出血、牙龈出血有较好的疗效。同时，南瓜子对促进幼儿大脑发育和成年人消除胆结石有独特效用。

　　温馨提示：挑选板栗南瓜当以瓜形扁圆球形或高圆球形、瓜色深绿（扁圆球形）或橙黄（高圆球形）、瓜果结实硬朗、大小在 250 ～ 500 克以内的为上品。板栗南瓜含糖且皮硬，胃消化不良者应削皮熟食，高血糖者应适当少食。

　　8. 香瓜

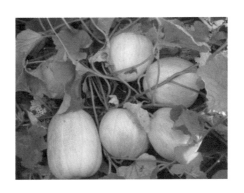

　　形态特征：香瓜为葫芦科一年生蔓生草本植物。根系浅；茎蔓生，中空；叶绿色，近圆形；花单生，黄色；果形椭球形或球形，果皮薄、光滑，果皮金黄色、奶白色或青绿色，果肉白色或黄绿色，果汁多味甜浓香；种子粒小，黄白色，长卵形。以果肉为食用部分，单瓜重 0.5 ～ 1 千克。

　　内在品质：皮薄肉酥、口感香甜。富含维生素（维生素 B_1、维生素 B_2 和维生素 C）、胡萝卜素、糖类、膳食纤维。也含有一定的柠檬酸、叶酸以及钙、磷、铁、钾等矿物质。具有抗氧化、控制血压、促进胃肠蠕动、阻止肾结石形成、补充骨质中钙的流失、促进皮下脂肪排泄和胎儿发育等功能。种子可入药，具有杀虫功能。

　　食用方法：生食，捣汁做饮品。

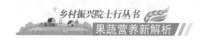

食疗价值：味甘香、性微寒，入肺、胃、大肠经。具有补中益气、解暑除烦、减肥、利尿、解便秘、降低高血压和冠心病发生风险、预防骨质疏松和肾结石、保护皮肤健康和促进胎儿发育等养生作用。

温馨提示：挑选香瓜当以瓜形球形或椭球形、瓜色金黄（椭球形）或洁白（球形）、瓜皮较薄（金皮瓜不硬，白皮较硬）、脐印明显（白皮瓜脐部具环形隆起）、香味飘逸为熟瓜。香瓜性凉，产妇和腹痛腹泻者不宜多食。

9. 网纹甜瓜

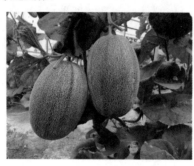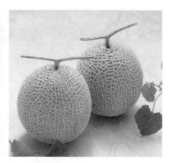

形态特征：网纹甜瓜又名厚皮甜瓜等，为葫芦科一年生蔓生草本植物。根系强大，主根深，侧根多级；茎粗壮，蔓生，侧蔓发达；叶浅绿色或深绿色，钝五角形或肾形；花单性，黄色；果为瓠果，果皮黄白色、绿褐色或翠绿色，具粗糙蜡粉或角质网纹，果肉厚（分白、翠绿、黄绿、橘红四种），具香味，果形有圆球形、扁圆球形、椭圆球形、卵圆形或纺锤形；种子扁平，长卵形，黄白色。以果肉为食用部分，单瓜重 1.5～3 千克。

内在品质：汁多味香、脆甜爽口。富含糖类、维生素、膳食纤维、矿物质，尤其是果糖、B 族维生素、维生素 C 含量高（果糖是蔗糖的 1 倍以上、葡萄糖的 3 倍），苹果酸、柠檬酸、挥发性芳香油、磷、钾、铁含量较高，糖酸比适中。也含有一定的蛋白质、维生素 A、维生素 E、维生素 D、番茄红素、胡萝卜素、花青素、花黄素、果胶、花色苷、酚类以及钙、镁、钠、硒等矿物质。具有抗氧化、凝气安神、促进肠胃蠕动、帮助提高心肌和肝肌功能等作用。

食用方法：生食、捣汁做饮品，加工制果脯。

食疗价值：味甘、性凉，入肺、肝、胃、肠经。具有宁心安神、补血益气、生津止渴、解暑减肥、利尿通便、止热咳等功效。对高血压、风湿病（肢体麻木）、肾病有预防作用，对口渴烦热有缓解作用，对贫血、便秘、小便不利有改善作用，对肥胖症、咳嗽、心肝功能低下有康复保健作用。

温馨提示：挑选网纹甜瓜当以瓜纹清晰、瓜形圆球形或椭圆球形、瓜皮较厚且硬朗、瓜色淡绿（圆球形瓜）或淡黄（椭圆球形瓜）、闻气有香味的为上品。网纹甜瓜性凉，且升糖指数高，脾胃虚寒和糖尿病人群少食。

10.金皮西葫芦

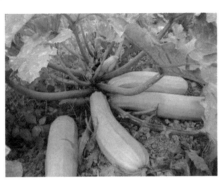

形态特征：金皮西葫芦又名黄角瓜、美洲南瓜等，为南瓜的一个变种，葫芦科一年生草本植物。根系发达，主根深，侧根分布浅；茎绿色或墨绿色，中空，有刺毛，矮生或蔓生（矮生茎短缩）；叶绿色，掌状互生，具深裂；花黄色，单生，雌花筒状，雄花喇叭状；果实金黄色，长圆筒形；种子扁平，椭圆形，成熟后呈灰白色或黄褐色。以嫩瓜和种子为食用部分，单瓜重250克左右，种子千粒重150～200克。

内在品质：肉质脆甜、口感滑嫩。富含氨基酸、糖类、维生素、胡萝卜素、葫芦巴碱以及钙、钾、铁、磷、镁等矿物质，尤其是蛋白质、胡萝卜素、维生素A、维生素C、维生素E、葡萄糖、钙、钾含量较高，还含有一定的脂肪、膳食纤维。具有促进胰岛素分泌和胃肠蠕动、增强肝肾细胞再生、散结消肿、降解亚硝酸与疮毒、暖胃驱寒、利尿健脾、润肤减肥、壮骨排毒、防辐射等功能。

食用方法：清炒、做馅。

食疗价值：味甘、性温，入脾胃、肾经。具有清热消渴、止咳除烦、利尿消肿、健脾暖胃、润肤减肥、预防糖尿病与骨质疏松、缓解便秘、缓解肾炎与疮毒症状、降低肿瘤发生概率等作用。

温馨提示：挑选金皮西葫芦当以瓜皮金黄、粗细匀称、瓜条较直、无斑纹、无虫眼的为上品。腹泻便溏者因消化功能低不宜食用。

二 浆果类

1. 樱桃番茄

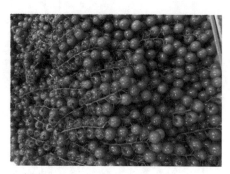

（图片提供者：方杏华）

形态特征：樱桃番茄又名迷你番茄等，为茄科一年生草本植物。根系发达，再生力强；茎浅绿色，粗壮，蔓生或半蔓生，分枝力较强；叶绿色，奇数羽状复叶；花冠黄色、五角形，花药锥形；果圆球形或椭圆球形，果色因品种不同而异，一般有四色（红色、黄色、绿色及花纹状紫色）；种子藏于果肉中，心脏形，灰白色，附茸毛。以果为食用部分，单果重 15～30 克。

内在品质：肉厚汁多、口感甜酸。富含蛋白质、氨基酸、糖类、番茄红素、维生素 D、维生素 C、膳食纤维，尤其是单宁、维生素总量、番茄红素含量高，维生素总量是普通番茄的 1.7 倍，番茄红素是维生素 E 的 10 倍。也含有一定的胡萝卜素、维生素 A、维生素 B_1、维生素 B_2 以及多种矿物质等。具有护肝清血、促进生长发育、增加胃酸分泌、促进视觉细胞内感光色素的形成、抗氧化、消除自由基的能力。同时，也具有生津止渴、清热解毒、保护皮肤和心脑血管弹性、健胃消食、抑菌利尿等功能。

食用方法：生食凉拌、炒食、煲汤，加工成番茄酱。

食疗价值：味甘酸、性微寒，入肝、胃、膀胱经。可预防高血压、心肾脏病、前列腺炎、胃肠消化不良等症，也具有美容养颜、防晒、护肤的作用，同时对肝炎、牙龈出血、眼底疾病等有缓解作用。

温馨提示：挑选樱桃番茄当以外形圆球形或椭圆球形、颜色鲜红或亮黄或紫或绿、果肉丰满不疲软、果柄花萼不萎蔫的为鲜品。樱桃番茄性微寒，脾胃虚寒者（特别是急性肠炎、菌痢）不宜多食，反之易加重肠胃负担；未成熟的青番茄含茄碱，不可生食。

2. 紫茄

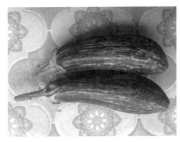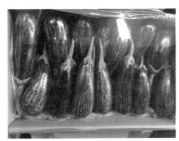

形态特征：紫茄为茄科一年生草本植物。根系发达，为直根系；茎紫色、直立，分枝力强；叶暗绿色，卵圆形或椭圆形，单叶互生；花紫蓝色或白色，单生或序生，雌雄同花；果长条形、圆球形或椭圆球形，果肉白色；种子褐色，扁圆形，粒小。以嫩果为食用部分，单果重 300 克。

内在品质：皮紫肉厚，口感软嫩。富含维生素 P、维生素 E、维生素 C、花青素（果皮）、蛋白质、脂肪、糖类以及钙、磷、铁等矿物质，也含有一定的茄碱及钾，能增强细胞的黏性和毛细血管弹性、防止动脉硬化、促进伤口愈合、壮骨固齿、抑制肠壁增厚。

食用方法：炒食、蒸食、烧食、煨煲。

食疗价值：味甘、性凉，入脾胃、大肠经。具有散血消肿解热毒、保护心脑血管、防止痔疮出血和皮肤溃疡、抑制消化道肿瘤及黄疸型肝炎发生、减低血胆固醇以防止高脂血症、抗衰老等功能。茄子果柄煎水喝有止热咳作用。民间赞誉茄子流传着"吃了十月茄，饿死郎中爷"的佳话。

温馨提示：挑选紫茄当以外形长条形、皮色紫黑或紫红、果柄花萼下端接口不露白、外观有光泽无萎皱的为鲜品。紫茄性凉，腹泻或哮喘者不宜多食；也不宜生吃（茄子因含有茄碱，会溶解血细胞，对人体造成伤害）。

3. 彩椒

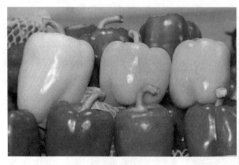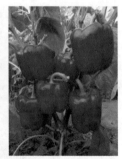

形态特征：彩椒又名无色彩椒，为茄科辣椒属一年生草本植物。根为浅根系；茎直立，分枝力较强；叶绿色，叶面光滑，单叶互生，披针形；花白色，两性花；果灯笼形，果皮果肉颜色有绿色、黄色、红色、橙色、紫色五种，果面光滑具纵沟3～4条，果肉厚；种子淡黄色，扁平肾形。以果为食用部分，单果重200克左右，最大单果重350克。

内在品质：果肉肥厚、口感脆甜。富含蛋白质、氨基酸、维生素、糖类、类胡萝卜素、膳食纤维、椒类碱以及磷、钙、铁等矿物质，尤其是维生素C、维生素A和类胡萝卜素以及钾、磷含量高。也含有一定的果糖、维生素B、维生素E、叶酸和花青素（紫色、黄色甜椒中含有花青素）以及其他微量元素。具有抗氧化、维持心肌功能、促进血液循环和脂肪新陈代谢、滋润皮肤和发根、强化指甲韧性、保护视力、补血、活化机体细胞组织等功能。

食用方法：生食、凉拌、炒食。

食疗价值：味甘辛、性温，入心、脾胃经。具有养心健脾、温中散寒、凉血活血、护发养颜、降脂减肥、助消化、抗衰老、抗疲劳、除雀斑等功效。对感冒、心脑血管疾病、白内障、指甲超薄、胎儿畸形有预防作用，对痢泻、呕吐、食积、冻疮、雀斑有辅助治疗作用，对肥胖、视力下降、易疲劳、皮肤粗糙有保健作用。

温馨提示：挑选彩椒当以果皮色泽纯正、果形灯笼形、果面光滑、果肉肥厚、无虫眼腐烂的为宜。彩椒性温，胃肠炎、痔疮发作期及肝火旺盛者不宜多食。

三　荚果类

1. 甜豌豆

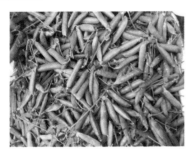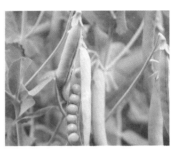

形态特征：甜豌豆为豆科一年生草本植物。根系发达，为浅根系，常附着根瘤；茎绿色、直立，中空脆嫩，具棱角与攀缘性；叶绿色互生，互生叶披针形或剑形，主叶卵状长圆形，羽状复叶；花红紫色、粉红色或白色，两性，总状花序；果荚绿色，圆条形，每荚有豆米 6 ~ 8 粒，肉厚汁多；豆米或种子近球形，豆米青绿色，完全成熟的种子灰褐色，肉质脆甜味香。以豆荚、豆米和茎尖叶为食用部分，单荚重 8 克左右。

内在品质：荚厚味甜、清脆爽口。富含维生素、蛋白质、氨基酸、果糖、膳食纤维及钾、钙、镁等矿物质，尤其是果糖和维生素 C 含量高。也含有一定的胡萝卜素，少量的脂肪、泛酸、烟酸、维生素 B_2、叶酸、维生素 B_1、类黄酮、维生素 E、维生素 K 以及钠、铁、硒、锰、铜等矿物质。具有抗氧化、抗自由基、降胆固醇、促进胃肠蠕动和骨细胞活性、防止脑细胞损伤、保护视力和胎儿脑健康等功能。

食用方法：豆荚、豆米及豌豆尖均可炒食或煲汤，豆米可加工成罐头。

食疗价值：味甜、性平，入脾胃经。具有止腹泻、消痈肿、解便秘、利小便、减肥、预防口腔溃疡、预防胆固醇血症、预防胎儿畸形、预防恶性肿瘤发生等作用。

温馨提示：挑选豆荚以鲜嫩有光泽、荚内豆米稍凸起为宜，但豆米淀粉含量高，胃胀腹满者不宜多食。

2. 四棱豆

形态特征: 四棱豆又名四角
豆、翅豆、龙角豆等, 为豆科
野生种驯化而成的一年生或多
年生攀缘草本植物。根系发达,
主根较深, 侧根分布浅, 附着较
多根瘤; 茎紫色、直立, 基部木
质化, 表面光滑, 分枝力强, 具
攀缘性; 叶灰绿色或紫绿色, 互
生, 三出复叶, 托叶披针形, 大
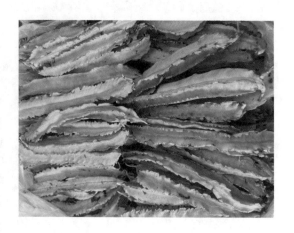
叶广卵形; 花淡紫蓝色或白色, 蝶形, 总状花序; 果荚为不规则长方四棱状,
棱角边附着不规则锯齿状裙边; 荚内种子圆球形或近方形, 豆米黄绿色, 成熟
种子白色具花斑纹、浅棕色或紫褐色。以嫩果荚及种子为食用部位, 叶可作为
青饲料, 单荚重 5 ~ 6 克。

内在品质: 皮薄肉脆, 入口清爽。富含蛋白质、脂肪、氨基酸、维生素
E、维生素 D、维生素 C、维生素 K 和膳食纤维以及钙、磷、钾、铁、锌等矿
物质, 还含有皂苷、脲酶等生理活性物质。尤其是蛋白质、胡萝卜素和维生素
K 含量高, 蛋白质含量为土豆、甘薯的 4 ~ 5 倍, 胡萝卜素含量为胡萝卜的 4
倍。叶片中也含有丰富的蛋白质、维生素等。具有增强免疫力、补血补钙、调
节血压、降胆固醇、促进皮肤细胞新陈代谢和胃肠蠕动、激活淋巴细胞产生抗
体等功能。四棱豆被誉为 "豆中之王"。

食用方法: 嫩果荚炒食、焯水凉拌或腌制, 叶与嫩茎尖作饲料。

食疗价值: 味微甘、性凉, 入脾胃、肾、大肠经。具有排毒减肥、润肤养
颜、强肾健骨、调胃消食、预防心脑血管疾病、预防孕妇习惯性流产、预防口
腔与泌尿系统炎症、降低肿瘤发生概率等作用。

温馨提示: 挑选四棱豆当以豆荚翠绿或紫绿、形状呈四面体长方条、四棱
角有疏锯齿、荚内豆米未隆起的鲜嫩果荚为上品。食用无禁忌。

3. 毛豆

形态特征：毛豆又名菜用大豆、鲜食大豆、青毛豆，为豆科一年生草本植物。根为直根系，侧根发达，多分布在土壤表层，常附着根瘤；茎直立或半蔓生，绿色或紫色，半木质化，粗壮，分枝力较强；叶绿色，心脏形或披针形，多为三出复叶；花白色或紫色，两性，蝶形，总状花序；果荚绿色，长圆条形，荚壳附浅茸毛，具连续结荚性；种子卵圆形或肾形，豆米成熟为翠绿色，完全成熟为黄色、绿色或黑色等（因品种不同而异），每荚豆米2～5粒。以豆米为食用部分，肉质脆嫩、清香，单荚重8克左右。

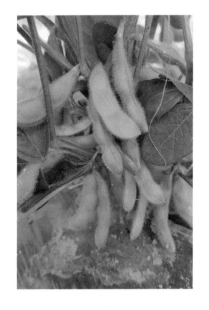

内在品质：米质细腻、清香微粉。富含蛋白质、氨基酸、B族维生素、淀粉、卵磷脂、膳食纤维、类黄酮以及钙、钾、镁等矿物质，尤其是优质蛋白、异黄酮激素、大豆低聚肽、钙、镁含量高，镁含量是其他豆类的2～4倍。还含有一定的亚油酸、亚麻酸、皂苷、赖氨酸、嘌呤、铁等物质。具有提高机体免疫力、抗氧化、抗疲劳、清除自由基、促进脂肪分解与胃肠蠕动、强化大脑记忆功能、改善睡眠、下气补血、健脾宽中、补钙壮骨等功能。

食用方法：炒食，带荚清煮后热拌，加工成罐头。

食疗价值：味甘、性平，入脾、大肠经。具有清热解毒、降脂减肥、美容养颜、消食积、缓解便秘与水肿痛疮、预防骨质疏松与心脑血管疾病。

温馨提示：挑选毛豆当以荚长、色绿、米粒饱满、荚壳无腐烂的为上品。毛豆米也含嘌呤，尿酸高、痛风、尿毒症者不宜多食。

4. 紫菜豆

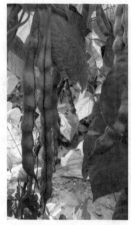 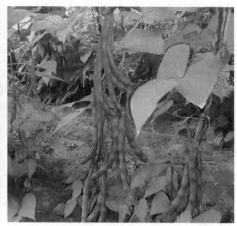

形态特征：紫菜豆又名紫四季豆等，为豆科一年生草本植物。根直根系，木质化早，再生力弱，附着根瘤少；茎绿色，蔓生或矮生；叶多为肾形，小叶卵圆形与披针形，矮生羽状复叶，蔓生三出复叶；花紫色或红色，卵形，总状花序；果荚圆条形或扁条形，稍弯曲（似龙爪），果皮紫色；种子长椭圆形或肾形，褐色。以豆荚为食用部分，单荚重 15 ～ 25 克。

内在品质：荚紫肉厚、口感微甜。富含蛋白质、氨基酸、多糖、花青素、维生素、膳食纤维、皂苷以及钙、钾等矿物质，尤其是蛋白质、花青素、B 族维生素以及钾、钙含量高，赖氨酸、色氨酸以及镁、铁含量也较高，钠含量较低。也含有一定的胡萝卜素、维生素 C、维生素 E 和脂肪（嫩荚中含脂肪）等。具有抗氧化、消除自由基、提高机体免疫力、促进脂肪代谢和胃肠蠕动、护发、预防心脑血管硬化等功能。

食用方法：炒食、干煸。

食疗价值：味甘、性平，入肾、脾胃、大肠经。具有降血脂与胆固醇、解热利尿、止水肿、消脚气、润肤美容、预防心脑血管疾病和细胞癌变等作用。

温馨提示：挑选紫菜豆以果荚紫红鲜嫩、有光泽、无斑、籽粒稍凸起为宜。但紫菜豆果荚含有皂素，生食会引起中毒（溶解人体内的红细胞）。慢性消化道疾病人群不宜食用，食用会引起腹泻。

5. 菱角

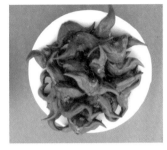 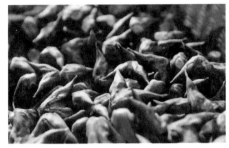

形态特征：菱角又名菱、家菱、野菱、菱实等，为菱科一年生浮水水生草本植物。根淡绿色或深褐色，丝状；茎紫红色，圆柱形，节间短，分枝力弱；叶绿色，互生光滑，广卵形具叶尖，浮在水面（当叶挺出水面后，接近水面的茎开始分枝，其主茎顶端抽出新叶而形成棱盘，棱盘的腋叶可陆续抽出数个花梗而形成花朵，每个花梗有一朵花）；花白色或黄红色，单生，两性，花冠扇形，花朵较小；果实为假荚果，三角状，两头长角具尖刺（少数无刺），嫩果荚绿白色或红紫色、浮在上水层、质脆，老熟果紫黑色、沉入下水层、坚硬。以荚果仁为主要食用部分，菱茎和菱叶均可食用，荚壳可入药。野菱单荚重7～12克，家菱单荚重13～25克；野菱单荚果仁重4～6.5克，家菱单荚果仁重7～15.5克。

内在品质：富含蛋白质、氨基酸、糖类、维生素、膳食纤维以及钾、磷、镁、钙等矿物质，尤其是蛋白质、淀粉、葡萄糖、不饱和脂肪酸、B族维生素、维生素C、胡萝卜素以及钾、磷、镁含量较高，脂肪含量低。也含有一定的烟酸、酚酸、维生素B_2以及生物碱、甾体、视黄酮等抗癌抑菌活性物质和钠、锰、锌、铁、铜等矿物质。具有行水益气、增强机体免疫力、促进胃肠蠕动、防止脂肪堆积、抑制细胞变异和组织增生等功能。同时，菱角壳还富含酚酸、甾体、萜类、生物碱等物质，对摄入的营养素具有很好的调节作用。

食用方法：生食、煮食，干制加工成菱角粉，也可入药。

食疗价值：味甘、性凉，入胃、肠经。具有健脾养胃、止痢止痒、通乳消渴、护肤减肥、缓解神经性疼痛（头痛、腰痛、关节痛）、解疮毒酒毒、预防胃癌与食道癌、预防乳腺癌等功能，尤其对辅助治疗皮肤病、胃溃疡、小儿头疮以及哺乳期女性通乳和老人补气有明显效果。

温馨提示：挑选嫩菱角当以果色翠绿或淡紫色、荚形中长三角形、腹部稍凸起的为宜。挑选老菱角当以果色紫黑色、荚腹凸起、外皮未脱落的为上品。菱角性凉，除脾胃虚寒者少食外，食用无禁忌。

6. 荷兰豆

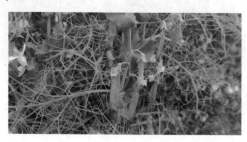
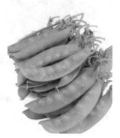

形态特征：荷兰豆又名软荚豌豆、菜豌豆等，为豆科一年生攀缘草本。根系发达，主根深，侧根分布浅，附着根瘤多；茎绿色，光滑，分枝力中等；叶绿色，偶数羽状复叶，托叶心形，小叶卵圆形；花白色或紫色，两性，蝶形，总状花序；果荚翠绿色，钝刀形或长扁椭圆形，肉薄，荚内豆米 5～8 粒；种子多为深绿色（老熟种为灰黄色），扁圆形，具皱纹。以嫩荚和嫩叶（嫩茎尖）为食用部分，清香脆甜，种子也可食用，单荚重 4.5～7 克。

内在品质：富含蛋白质、氨基酸、糖类、维生素、胡萝卜素、膳食纤维、烟碱以及磷、钙、钠等矿物质，尤其是优质蛋白、总糖、维生素 A、维生素 C和磷、钙含量高，脂肪含量低。也含有一定的烟酸和赤霉素 A 等活性物质以及钾、铁等矿物质。具有提高机体免疫力、通乳、杀菌、润肤、通二便、促进机体新陈代谢等功能。

食用方法：炒食、炖煮，荷兰豆植株嫩梢可煲汤或炒食。

食疗价值：味甘、性平，入脾胃经。具有生津解渴、益脾消痈、通乳、减肥美容、排毒、利小便、防便秘与脚气病等作用。

温馨提示：挑选荚内种子未凸起的翠绿嫩荚为宜。另外，因豆荚含粗纤维较多，腹胀或胃消化不良者不宜多食。

7. 绿秋葵

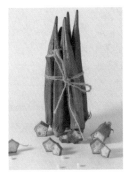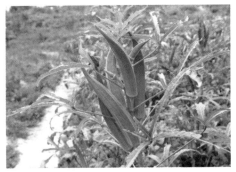

形态特征：绿秋葵学名黄秋葵，又称羊角豆等，为锦葵科一年生草本植物。根系较发达、粗壮；叶绿色，单叶互生，掌状深裂；花淡黄色（花心紫色），单生，总状花序；果实绿色或紫红色，筒状尖塔形；种子灰黑色，圆形。以嫩荚为食用部分，种子、花、根可入药，单荚重 14～20 克，种子千粒重 500 克。

内在品质：肉嫩汁白、口感滑爽。富含黏蛋白、氨基酸、多糖、维生素（维生素 C、维生素 A 及 B 族维生素）、类胡萝卜素、膳食纤维、类黄酮、生物碱等物质以及钾、锌、硒等矿物质，尤其是黏蛋白、果胶、游离氨基酸、维生素 A、维生素 C、可溶性纤维、类黄酮以及钾含量高，草酸含量低。还含有一定的钙、铁等矿物质。种子还含有多糖、多酚、生物碱。具有提高免疫力、抗自由基、促进脂肪代谢和胃肠蠕动、保护视网膜、稳血糖、调血脂、强精壮骨、美白美容等功能。

食用方法：炒食、烧食、焯水凉拌，种子可榨油食用，花可干制成茶品。

食疗价值：味苦、性平或微寒，入肾、胃、膀胱经。具有清热利湿、补肾强精、保护胃黏膜、消毒、消水肿、治痈疮、预防尿道感染与骨质疏松、改善睡眠、降低糖尿病和恶性肿瘤发生概率等作用。

温馨提示：挑选果荚以新鲜、籽粒不凸起的幼嫩果荚为宜。绿秋葵性微寒，肠胃虚寒者不宜多食。

8. 莲蓬

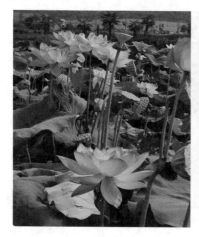
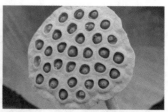
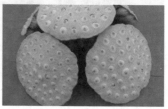

形态特征：莲蓬为莲科多年生水生草本植物籽莲或藕莲的种子。在籽莲或藕莲生长到莲鞭膨大阶段，其后栋叶地下根茎萌生花鞭，出土后向上抽出荷花梗而开花结实。荷梗圆柱形，内生 4～5 个孔眼，外部多刺；花红色或白色，两性，花瓣倒卵形或椭圆形，顶生花序；果荚绿色，果荚倒圆锥形，果实翠绿色（成熟果黑色），果实卵形或椭圆形；鲜莲米白色，干莲米棕褐色，内藏翠绿色心芽，每荚有种子 7～32 粒。以莲米为食，莲心可入药。单荚重 70～150 克，鲜莲米千粒重 1200～1600 克，干莲米千粒重 1100～1400 克。

内在品质：肉质洁白、口感脆甜。富含蛋白质、糖类、维生素 C、生物碱、类黄酮以及钾、磷、镁、钙等矿物质，尤其是糖类、蛋白质、钾、磷、镁、钙含量高，脂肪含量低。也含有一定的脂肪、膳食纤维、烟酸、维生素 E 以及锰、钠、铁、锌、硒等矿物质。具有改善神经系统功能、促进脂肪和糖类代谢、调节心率、坚固牙齿、祛湿散瘀、清热止血、补脾止泻、益肾固精、安神、消疮收肛等功能。

食用方法：生食、煨煮，莲心可制作茶品。

食疗价值：味甘涩、性平，入心、脾胃、肾、膀胱经。具有止痢泻、疗湿疹、消痔疮、治疗女性月经血崩、防止男性遗精、避心悸不眠等作用。

温馨提示：挑选莲蓬以当天新鲜、荚眼种子稍外露的为宜。但《本草拾遗》与《本草备要》提示：莲米对腹胀和便秘者不宜食用。

9.黑花生

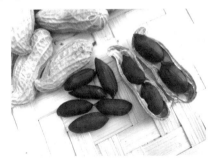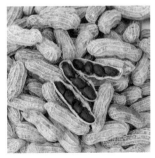

形态特征：黑花生又名黑皮花生，为豆科一年生草本植物。根为不定根，主根深、锥形，侧根发达且多分布在土壤浅层，地上茎易生不定根；茎紫绿色（嫩梢紫色），圆柱形，中空，有条纹及皱纹，具匍匐性；叶青色，单叶对生，长卵形或椭圆形；花红紫色或黄紫色，两性，蝶形或棕榈扇形，头状花序，开花授粉后其子房柄陆续由上到下伸长，形成幼果与果针后插入土壤表层膨大结荚；荚果黑紫色或灰黄色，每荚种子2～4粒；种子椭圆形，种皮紫黑色（嫩粒淡紫色），光滑，种仁黄褐色。以种子为食用部分，种皮可入药，单粒重5克左右。

内在品质：皮紫肉褐、口感脆香。富含蛋白质、氨基酸（18种）、维生素（10种）、矿物质以及黑色素等活性物质，尤其是脂肪、蛋白质、总氨基酸、B族维生素、维生素E、花青素、黑色素以及磷、钾、锌、硒含量高（精氨酸、谷氨酸含量高于普通花生的20%以上，硒含量高于普通花生的1倍以上，锌含量高于普通花生的近50%）。也含有一定的天门冬氨酸、苯丙氨酸、甘氨酸、酪氨酸、脯氨酸、维生素C、维生素K、白藜芦醇等物质以及钙、铁等矿物质，还含有微量的铜、锰。与其他蔬菜比较，其黑色素和谷氨酸含量最高，花青素、苯丙氨酸次之。具有提高机体免疫力、抗氧化、抗衰老、清除自由基、护肝护心、止血、加速伤口愈合、激活酶的活性、促进脑细胞发育与神经传导、抑制情绪冲动、提高记忆力、改善男性性功能障碍等功能。黑花生享有"富硒花生"和"动脉清道夫"之美誉。

食用方法：炒食、醋泡、煮食、鲜品生食或卤制，还可制作花生饮料与花生芽。

食疗价值：味甘、性平，入脾、肺、肾经。具有强精补脑、润脾补气、解郁消烦、愈合伤口、延缓衰老等功效，还能缓解低血糖与抑郁症，预防阿尔茨海默病、胆结石、肾结石与心脑血管疾病，也能降低肿瘤发生概率。对突发耳聋、虚汗、男性精子稀少有辅助治疗作用，对非血瘀性浮肿水肿有缓解作用。

温馨提示：挑选黑花生当以米皮紫黑、椭圆形、无虫眼粉迹、无霉味的为宜。花生衣（种皮）脂肪多并含有促进凝血的物质，血黏度高和血小板聚集者（紫癜者）不宜多食。

第二节 茎 菜 类

一 地下块根块茎类

1. 紫山药

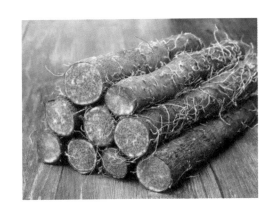

形态特征：紫山药又名紫人参，为薯蓣科野生类型驯化培育而成的一年生草本蔓生植物。根系不发达，多分布在土壤浅层。茎分地上茎和地下茎：地上茎蔓生、分枝力强、具攀缘性，茎蔓叶腋处长出的腋芽或侧枝可分化成多个变态的铃珠状块茎，称为山药豆（也称地上块茎或零余子）；地下茎依靠根系供给的营养和地上部分叶片进行光合作用制造与供给的养分而膨大成地下块茎——山药，多行无性繁殖。地下块茎外皮紫色或红褐色，肉质淡紫色，圆条形，表皮粗糙并密生须根；地上块茎圆柱形或椭圆形，外皮褐色或深褐色，粗糙，肉质紫红色；叶绿色，单生，心脏形；花黄色或白色，两性，喇叭状；果实为蒴果。以块茎为食用部分，为食药两用蔬菜。地下块茎一般单重 2 千克左右，地上块茎 5 ～ 10 克。

内在品质：肉质淡紫、口感甜糯。富含花青素、黏蛋白、多糖、皂素、雌性激素等活性物质以及硒、铁、锌、铜等矿物质（山药豆还含有居多的山药素），尤其是花青素、总糖、维生素 B_6 和淀粉酶以及硒、锌含量高（花青素含量是普通山药的 60 倍，总糖含量是普通山药的 466.1%，硒含量是普通山药的 157.5% 以上，锌含量是普通山药的 122.7%）。也含有一定的蛋白质、氨基酸、维生素、胡萝卜素、膳食纤维、脂肪、胆碱、钙等。具有提高人体抵抗力、抗氧化、抗衰老、激活酶的活性、辅助排出食物中的重金属、促进激素的分泌和细胞的新陈代谢等功能，还具有补气养血、软化心脑血管、提高大脑记忆功能、滋肺祛痰、益肾、美容健体等保健功能。山药豆中富含的山药素具有解热散寒、祛风止痛、排脓消肿、通鼻窍的功能。山药享有"蔬菜之王""医药黄金"之美誉。

食用方法：炒食、蒸食、煨汤、熬粥，可制作丸子。

食疗价值：味甘、性平，入肺、脾、肾经。有利于清热解毒、益智安神、助消化、健脾胃、降"三高"、预防心血管疾病，对热咳、呕吐、肠炎菌痢、阑尾炎、腮腺炎、肾虚遗精、小便频繁、帕金森病等也有一定的改善作用。

温馨提示：挑选紫山药当以体形圆条形、表皮紫色粗糙附密集根毛、无黑斑、切口新鲜、肉质淡紫冒黏液的为上品。山药富含黏液酶，皮肤过敏者刨切时易引起手痒，同时山药还富含雌性激素，女性若患有宫颈炎症应慎食。

2. 荸荠

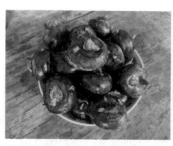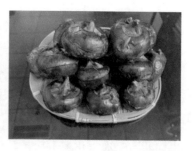

形态特征：荸荠又名马蹄，为莎草科多年生水生草本植物。根为须根系，较发达。茎分为地下球茎、短缩茎、根状茎、叶状茎：球茎（也称肉质茎）外皮枣红色，肉质白色，扁球形，具尖嘴状鳞片芽苞，向下着生不定根，向上着生短缩茎与顶芽侧芽，横向着生根状茎或匍匐茎（其先端膨大为球状茎）；根状茎乳白色或淡黄色，其茎节间又可萌发新根与新芽，并分蘖成新植株，行无性繁殖；短缩茎不明显，着生在球茎芽基或根状茎的先端；叶状茎（也称管状茎）绿色、丛生、直立、管状，由球茎的顶芽及侧芽抽出地面后形成。叶鞘绿黄色，环生在叶状茎基部和球状茎茎节（也称基生叶），最终退化成膜质状叶片；花茎三棱形（下粗上细），花穗顶生，花黄白或带淡紫色，圆柱形，螺旋状，花小，穗状花序；种果似小坚果，内藏种子一粒，外壳具革质，不易发芽。以球茎为主要食用部分，单球茎重 50 克左右。

内在品质：汁多味甜、清脆爽口。富含糖类、维生素、矿物质，尤其是可溶性糖、淀粉、钾含量高，磷含量较高，脂肪含量特低，不含胆固醇。也含有一定的蛋白质、维生素 B_2、膳食纤维和钙、钠、铁等矿物质以及荸荠英（抗菌成分）等，还含有微量的维生素 C、维生素 E、胡萝卜素、烟酸、维生素 B_1、叶酸、泛酸、黄酮类、酚类等物质和镁、锌、锰、铜、硒等矿物质。具有生津润肺、行气润肠、解热通淋、促进骨骼发育、抑制病原菌（大肠杆菌、金黄色葡萄球菌、绿脓杆菌、产气杆菌）和病毒滋生等功能。

食用方法：生食、糖溜、炒烧、煎汤，加工制罐头或提取淀粉（仅限高淀粉的荸荠）。

食疗价值：味甘、性凉，入肺、胃经。具有生津止渴、温中益气、清肺凉肝、开胃消食、固齿、调尿通便、解热毒、下石结等功效，是小孩和"三高"人群的饮食首选。对口渴、目赤、涎痰、热咳、食积、便秘、痢疾、水肿、痔疮出血、咽干喉痛、牙齿松动、口腔炎症、尿道感染、小便短赤、儿童夜尿等有一定的辅助治疗效果，对糖尿病、高血压、高血脂、黄疸、结石、发烧等有调节或缓解作用，对流行性感冒、流行性脑脊髓膜炎、肿瘤（尤其是食道、乳腺、肺肿瘤）有预防作用。

温馨提示：挑选荸荠当以皮色亮红、无伤痕、球形扁圆、芽鞘完整、基部（脐部）不黑腐的为上品。荸荠性凉并有下石作用，对血瘀、便溏者及孕妇不宜。

3. 魔芋

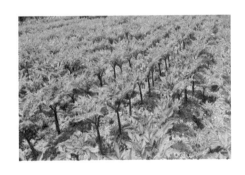

形态特征：魔芋又名蒟蒻、鬼芋、黑芋头等，为天南星科多年生宿根性草本植物。根为肉质弦状，不定根，浅根系；茎为根状茎，茎黄褐色（肉质白色），扁球形或椭球形；叶绿色，由地上球茎抽出一个粗壮的叶柄发生分裂，形成体型大的深裂复叶；花为佛焰花，粉红色或绿白色，花簇喇叭状，花冠广卵形或椭圆形；果为浆果，橘红色或蓝色，椭球形，由多个果实抱合成圆柱形的果柱，果内有 2～3 室（果内种子为无性繁殖的硬壳小球茎）。以地下球茎为食用部分，也可入药，单球茎重 700 克左右。

内在品质：肉质致密、口感稠滑。富含黏蛋白、氨基酸（7 种）、魔芋多糖、维生素（维生素 C、维生素 E）、膳食纤维以及磷、钙、硒等矿物质，尤其是黏蛋白、淀粉、膳食纤维、葡甘聚糖、磷、硒含量高，脂肪含量低，不含胆固醇。也含有一定的维生素 A、B 族维生素、生物碱、凝胶等物质，还含有钾、铁、铬等矿物质。具有排除食物中的重金属、促进胃肠蠕动、减少胰岛素分泌与胆固醇堆积、延缓葡萄糖的吸收、干扰肿瘤细胞代谢、调节脂质代谢、抑菌杀菌、消肿散结等功能。同时，魔芋还具有调节体内酸碱平衡的作用；魔芋中的凝胶被称为"防癌魔衣"，为糖尿病、肥胖症人群和肠癌患者的首选食材。

食用方法：烧食、炖食、炒食，加工成魔芋粉、魔芋豆腐、魔芋面条。

食疗价值：味辛、性微寒、有毒，入心、肝、肺、胃、肠经。具有活血化瘀、消肿解毒、化痰散结、饱胃减肥、润肠通便、降脂降糖和预防肿瘤发生的作用。对高血脂、高血糖、高胆固醇、肥胖症、淋巴结核、牙龈肿痛、痈疮、毒蛇咬伤、便秘有辅助治疗效果。

温馨提示：挑选魔芋当以色泽灰白、外皮芽眼少、体形扁圆的优质球茎为上品。忌生食（生食有毒），皮肤病人群应少食。

4. 荔浦芋头

形态特征：荔浦芋头又名槟榔芋、魁芋，为天南星科多年生草本植物。根为肉质纤维根，根系发达，但须根不发达且根毛少；茎为短缩茎（即球茎），浅棕色，球形或高椭球形，具棕色叶鞘（其茎节间不断抽生腋芽形成小球茎即子芋）；叶绿色，单生光滑，宽厚，盾形，叶背有若干粗壮

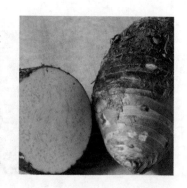

棕色叶脉；叶柄绿色或红紫色，中空肉质，长半圆条形；花由叶丛间抽出，黄绿色、炮弹形，肉穗花序（温带地区很少开花）；果肉性糯，白色带紫红色花纹；种子以主球茎分蘖出的子芋为主（即种芋），行无性繁殖。以球茎为主要食用部分，叶柄也可食用。母芋单重 2～3 千克，子芋单重 0.5～1 千克。

内在品质：质地致密、口感黏糯。富含黏蛋白、多糖、胡萝卜素、维生素、皂苷以及钙、磷、铁、钾、氟等多种矿物质，尤其是黏蛋白、总糖、维生素 C 以及氟、钾元素含量较高，脂肪含量少。也含有一定的花青素、B 族维生素以及镁、钠等矿物质。具有增强机体免疫力、排出体内残留的重金属、清肺宽肠、乌发养颜、调中散结等功能，也有一定的抗氧化、清除自由基和固齿功能。同时，芋头还具有调节酸碱平衡的功能。

食用方法：烧食、蒸食、煮食，可制作丸子，叶柄可焯水炒食。

食疗价值：味辛甘（叶柄味涩）、性平、微毒。入肺、胃、小肠经。具有补中益气、排毒化痰、清肺宽肠、防龋齿、消痈毒、止便血等作用，对淋巴结核和慢性淋巴结炎有较好的阻断作用，对放疗、化疗患者有辅助康复效果。

温馨提示：挑选荔浦芋头当以体型较粗大匀称、外皮棕色具规则轮纹、无黑斑、手托无重感、切口肉质白色带红丝纹的为宜。芋头含微毒，不可生食。芋头含淀粉多，糖尿病者不宜多食。另据《本草衍义》提示，子芋滞气困脾，对痰多哮喘、食滞胃痛、体质过敏（湿疹、荨麻疹、过敏性鼻炎）者不宜。

5. 黑土豆

形态特征：黑土豆又名黑洋芋，为茄科一年生草本植物。根为圆锥根系，一般无主根，须根多分布在土壤浅层；茎分为地下茎和地上茎：地下茎为块茎（食用部分），块茎外皮为灰紫色或褐色，光滑，肉质深紫色或紫红色，椭球形或肾形；地上茎紫红色、直立，生长势强，分枝力弱。叶深绿色，叶柄紫色；花为紫红或紫蓝色，聚伞状花序；种子黄色，微小（但南方地区花而不实）。以地下块茎为食用部分，块茎单重 120～300 克。

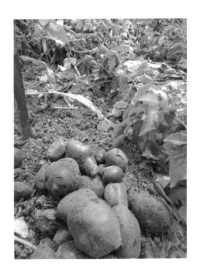

内在品质：肉质紫红、口感软糯。富含花青素、蛋白质、氨基酸、多糖、B族维生素、维生素C、可溶性膳食纤维以及钾、磷、钙等矿物质，尤其是青花素、淀粉、维生素C、木质素以及钾含量高，富含维生素最全，脂肪含量低。也含有一定的烟酸、镁、铁，以及微量的维生素B_1、维生素B_2、胡萝卜素。具有抗氧化、抗衰老、提高机体免疫力、调节钾钠比、清除自由基、增强血管弹性、宽肠通便、美容减肥等功能。同时，黑土豆具有调节体内酸碱平衡的作用，被誉为"地下黄金"。

食用方法：炒丝、酥炸、煮、煨、蒸、煎，加工成土豆泥、薯片（条）、粉条。

食疗价值：味甘、性温，入胃、大肠经。具有健脾胃、助消化、解便秘、降血压、通血脉、减脂肪、抗衰老、预防肿瘤与神经性脱发等作用。

温馨提示：挑选黑土豆当以外皮灰紫、芽眼小的为宜。热湿、血瘀、脾虚体质和消化不良者慎食。

6. 虫草参

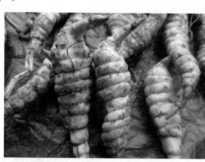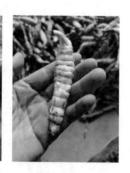

形态特征：虫草参学名地笋，又叫地参，为唇形科多年生草本植物。根为根状茎，须根着生在节间，分布在土壤浅层；茎分为地下茎和地上茎，地下茎黄白色、横生、状如中指、具规则凹环，地上茎绿色、直立、四棱形；叶绿色，披针形，表面光滑，叶缘有锯齿；花白色，簇生蝶形，轮伞形花序，花而不实。以地下肉质茎为主要食用部分，地上嫩茎叶也可食用，全草可入药，为典型的药食两用蔬菜，肉质茎单根鲜重50克左右。

内在品质：质地脆嫩、口味清香。富含氨基酸（19种）、糖类、矿物质（20种）、水溶性膳食纤维以及游离性多酚类活性物质，尤其是谷氨酸、总糖、钙含量高（总糖高于地下根茎类蔬菜的 3 倍以上，钙高于牛奶的 4 倍），维生素 B_2、钾、铁、锌含量较高。也含有一定的粗蛋白、亚麻酸、类酮等以及微量的硒。具有提高人体免疫力、抗氧化、清除自由基、行气补精、调血通经、壮阳散结、刺激脑细胞活性、促进胃肠蠕动、防止脂肪细胞沉积等功能。虫草参为宫廷御膳必备上品。

食用方法：嫩茎叶炒食、凉拌；肉质茎炒食、蒸煮、酥炸、煲汤、腌泡制，还可干制加工成粉冲食。

食疗价值：味甘、辛，性微凉，入肝、胃、肠经。具有清肝解毒、提神醒脑、开胃消食、活血化瘀、强筋壮骨、降脂、降糖、降胆固醇、消肿止痛、通经利尿等功效。对疮肿、水肿、风湿骨痛、头痛有很好的治疗作用，对黄疸、白带异常有辅助治疗作用，对心脑血管疾病、妇女产后瘀血、胆结石、肾结石、面痘有预防作用，对糖尿病有食疗作用，对胃胀腹痛、便秘有化解作用，对肥胖症有抑制作用。小验方："虫草参 + 母鸡"煨汤，可治头痛。

温馨提示：挑选肉质茎鲜品应以状如虫草形如参、表皮黄白、无霉味的为宜。挑选茎叶当以叶厚色绿、茎嫩的为上品。脾胃虚热者禁食。

7. 藕带

形态特征：藕带又名藕条、莲鞭、藕笋等，为莲科多年生水生草本植物——籽莲或藕莲待膨大的初生莲鞭（地下幼嫩根状茎）。根为不定根，白色或淡红色，根系发达；茎为根状茎，具庞大的分支系统（由先端的一个节间和顶芽组成幼嫩的藕带），黄白色或黄色，圆条形（内有 7 ～ 11 个孔眼），并在顶端抱合着生鳞片状嫩芽（藕簪）；叶绿色或浅绿色，广卵形，

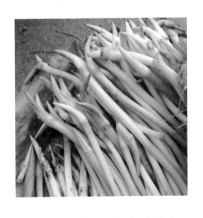

正面具蜡粉，背面具多个主叶脉和放射状支脉，叶中心具叶脐；花红色或白色，单生，两性，顶生花序；果为假荚果（莲蓬），内生种子 7 ～ 32 粒；种子椭圆形或圆形，果仁乳白色（中心藏翠绿色胚芽，即莲心）。以藕带（初生先端莲鞭）为主要食用部分，质脆味甜，种子也可食用，藕带单条重 70 ～ 150 克。

内在品质：肉质洁白、口感脆甜。富含黏蛋白、糖类以及磷、钙等矿物质，

尤其是黏蛋白、总糖、磷含量较高，脂肪含量低。也含有一定的维生素 C，以及微量的脂肪、维生素 E、维生素 B_6、维生素 K、膳食纤维、烟酸、泛酸、叶酸、维生素 B_1、胡萝卜素、维生素 B_2、铁等。具有促进血液循环和骨胶原生成、促进胃肠消化、合成血红蛋白、保护胃黏膜等作用。

食用方法：生食、炒食、凉拌，泡制成酸辣藕带。

食疗价值：味甘、性微平（偏凉），入心、脾胃经。具有防贫血、下瘀血、去烦渴、解酒毒、助消化、散便秘、降"三高"、益肝健胃和抗衰老等作用。

温馨提示：挑选藕带当以色泽鲜嫩、肥厚、无锈迹的为宜。

二　地上茎类

1. 芦笋

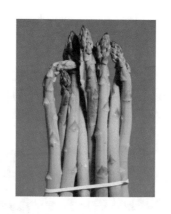

形态特征：芦笋学名石刁柏，为百合科多年生草本植物。根为须根，根系发达，入土深，分布广；茎圆柱形，地下茎为根状茎、白绿色，地上茎为肉质茎、绿色，嫩茎附着分节鳞片，植株分枝力弱；叶绿色，针形，簇生；花黄绿色，钟形，体型小；种子黑色，半球形具棱角，硬小。以嫩茎为食用部分，单根重 3 ～ 5 克。

内在品质：肉厚质脆、口感清甜。富含氨基酸、多糖、维生素、矿物质等，尤其是甘露糖、果糖、葡萄糖、维生素 C 以及钾、硒含量高，脂肪含量低。也含有一定的蛋白质、膳食纤维、黄酮类化合物、镁、钙，以及微量的叶酸、精氨酸、维生素 A、维生素 B_1、维生素 B_2、维生素 E、维生素 K、松柏苷和锌、铜、铁、钠、锰等矿物质。具有调节免疫系统、增强细胞活性、促进胃肠蠕动、抗氧化、抗突变、抗溃疡、抗衰老、抗疲劳、消水肿、降脂保肝等功能。

食用方法：炒食（清炒、荤炒）、烧食等，也适宜于速冻加工成罐头，老茎和嫩叶可烘干加工成茶饮用。

食疗价值：味甘、性凉，入肺、脾胃经。具有润肺生津、保肝解毒、益气消胀、控压降脂、健脾利尿、抗衰老、抗肿瘤等作用。特别是对肺痨久咳、高血压、高血脂、冠心病、胃胀气、膀胱炎、白血病等有辅助治疗作用。

温馨提示：选择芦笋以新鲜、外皮光滑不皱缩、手指掐茎基部附近无纤维感的嫩茎为宜。痛风、湿疹者慎食。

2. 芡实梗

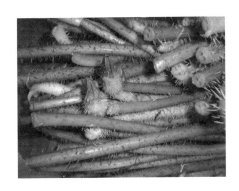

形态特征：芡实梗又名芡实杆、鸡头荷梗等，为睡莲科一年生水生植物芡实的叶柄与花梗。芡实根为须根；茎为短缩茎，内有多个气孔，叶柄着生在短缩茎上；叶柄长圆筒形，质地软，外皮具密集毛刺（个别品种无刺），内具多个通气孔（气孔与茎叶、花梗的气孔相通）；叶绿色，广圆形，叶片正面具深绿色凹陷叶脉和小稀刺，叶片背面叶脉突起具刚刺；花紫色或白色，单生，两性，螺旋状；种子黑色，圆球形，藏在假荚果内的海绵体里。以叶柄或花柄为主要食用部分，种子可药食两用。叶柄单重 200 ～ 300 克，最大可达 480 克；种子单粒重 0.22 克左右。

内在品质：肉质酥软、口感滑爽。富含蛋白质、氨基酸、维生素、膳食纤维和矿物质，尤其是蛋白质、维生素 B_2、磷含量高，脂肪含量低。也含有一定的苏氨酸、苯丙氨酸、赖氨酸、胡萝卜素、维生素 C、钙、镁，以及微量的烟酸、维生素 B_1、胡萝卜素和锰、锌、铁、铜、硒等矿物质。具有补中益气、活血通络、益智健脑、滋阴补阳、镇静消食、收敛安胎、润滑关节等功能。

食用方法：清炒、荤炒，芡实种仁可煲汤、熬粥或药用。

食疗价值：味甘、性微温，入肝、肾、脾胃经。具有养肝强肾、固精止带、除烦安神、健脾补胃、消湿安胎、收泻敛尿等功效。对脾胃虚弱、食欲不振、消化不良、湿疹毒疮、腰膝酸痛、遗精带下、滑胎死胎、腹泻多尿等有较好的辅助治疗作用。

温馨提示：选用芡实梗应以新鲜、光滑挺直、茎梗粗壮的为宜。大便燥结者慎用。

3. 蒜薹

形态特征：蒜薹又名蒜苗、蒜毫等，为百合科一二年生草本植物大蒜的花茎或花梗。根为须根系，弦线状；茎为假茎或变态茎，白色（红头蒜基部外皮红紫色），圆筒形，由叶鞘抱合而成；花茎绿白色，圆柱形，从假茎中心抽生；叶绿色，互生，披针形；花紫色、细小，由花茎顶部生长锥分化而成，不能结实。以薹茎为主要食用部分（叶与蒜瓣均可食用），单蒜薹重 180 克左右。

内在品质：肉质充满、口感蒜香。富含氨基酸、糖类、维生素、膳食纤维、矿物质以及大蒜素等生理活性物质。尤其是总氨基酸、总糖、膳食纤维、钾、大蒜素含量高，脂肪含量低。也含有一定的蛋白质、维生素 C、维生素 E、大蒜新素、辣椒素和磷、镁、钙、铁、钠、硫等矿物质，以及微量的胡萝卜素、维生素 B_1、维生素 B_2、烟酸、视黄酮、锌、硒、铜、锰等。具有增强机体免疫力、疏肝健脾、调中下气、抑菌驱虫、消炎止泻、保护视力、促进胃肠蠕动、扩张毛细血管、刺激酶的活性、阻止血栓形成和亚硝酸合成等功能。

食用方法：荤炒、素炒、烧食、切丝凉拌、糖醋腌制。

食疗价值：味辛、性温，入肺、脾胃经。具有杀菌消炎、散胀气、停咳喘、消食积、止腹泻、预防流感和降低肿瘤发生概率等功效。对感冒咳嗽、肺结核、血黏度高、血压高、动脉硬化、腹泻、肠炎等有辅助治疗作用，对肿瘤发生有预防作用。

温馨提示：挑选蒜薹当以薹茎翠绿、新鲜有光泽、薹茎粗度中等、条形圆润、手指掐脆嫩、应季上市的为宜。

4. 大茎芥蓝

形态特征：大茎芥蓝学名白花芥蓝，又名巨茎芥蓝、粗茎芥蓝、粗梗芥蓝等，为十字花科一年生草本植物。根系浅，主根不发达；茎翠绿色，直立、粗壮，长圆柱形（顶端略细），肉质脆嫩清甜；叶深绿色，互生，卵圆形，叶面光滑，具蜡粉；花白色或黄色（花蕊绿色），总状花序；种子褐色，球形，细小。以薹茎为主要食用部分，嫩叶也可食用，单薹茎重 150 ～ 250克，最大单薹茎重可达 500 克。

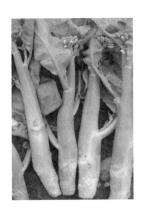

内在品质：品质鲜嫩、口感香甜。富含蛋白质、糖类、维生素、膳食纤维、硫代葡萄糖苷以及钙、钾等矿物质，尤其是维生素 C、萝卜硫素含量高。也含有一定的脂肪、维生素 A 和磷、镁等矿物质，以及微量的锌、钠、硒、铜等矿物质和胡萝卜素等。具有降胆固醇、软化血管、促进胃肠蠕动、保护皮肤、防止色素沉淀、下虚火、解暑热等功能。

食用方法：炒食、烧食、煲汤或加工腌制。

食疗价值：味甘辛、性凉，入肝、大肠、膀胱经。具有清肝明目、祛风解毒、降胆固醇、软化血管、助消化、通二便、美肤增白等功效。对高胆固醇导致的心脑血管疾病、食欲不振、牙龈出血、便秘、中暑有较好的改善作用。

温馨提示：挑选大茎芥蓝应以色泽光亮、花蕾不发黄、叶片不皱缩的为宜。据研究芥蓝含有抑制性激素分泌的副作用，阳痿者不可久食。

5. 洪山菜薹

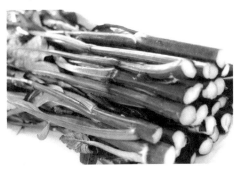
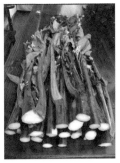

（图片提供者：方杏华）

形态特征：洪山菜薹又名大股子红菜薹、喇叭头、紫菘等，为十字花科芸薹属白菜亚种的一个变种，一二年生草本植物。植株高大，主根不发达，须根多；茎为短缩茎，分枝力强，薹茎（或花茎）着生其上；薹茎紫红色，长圆柱形，主薹直立、侧薹多发，茎基部粗壮似喇叭（薹身下粗上细），具蜡粉；叶绿色，广卵形（薹生叶披针形），具紫红色叶脉；花黄色，总状花序；种子褐色或黑褐色，球形，粒小。以薹茎为主要食用部分，肉质脆嫩清甜，单薹茎重30克左右，最大单薹茎重可达150克。

内在品质：肉质肥厚、口感脆甜。富含多种维生素、多种矿物质，尤其是维生素 C 和钙含量高，糖类含量较高，脂肪含量低。也含有一定的蛋白质、氨基酸、膳食纤维和磷、铁等矿物质，以及微量的胡萝卜素、烟酸、维生素 B_1。具有提高机体免疫力、维持组织细胞正常代谢、养血活血、补气化瘀、促进胃肠蠕动和胎儿生长发育等功能。洪山菜薹曾被称为"宫廷御菜"，现被农业农村部认定为武汉市农产品地理标志保护产品。

食用方法：生食、清炒、荤炒。

食疗价值：味甘辛、性凉，入胃、大肠经。具有润肠通便助消化、消肿解毒散气滞、降血脂血瘀、降胆固醇、促进胎儿发育等功效。对便秘、高血脂、高胆固醇、免疫力低下有改善作用，对孕妇育婴有保健作用。

温馨提示：挑选洪山菜薹当以薹身下粗像喇叭、茎皮色紫红新鲜、薹长 16 厘米左右、花蕾绿苞待放的为宜。麻疹期或眼疾人群不宜食用。

6. 日本菜心

形态特征：日本菜心又名青花菜心、晚花菜心，为十字花科芸薹属白菜亚种的一个变种，一二年生草本植物。根为须根系，分生力强，多分布在土壤浅层；茎为短缩茎，具有连续抽薹特性，花茎着生其上；花茎淡绿色，笔杆形（下粗上细），肉质脆甜，纤维少；叶绿色，广卵形或椭圆形，具明显叶脉，叶片边缘有波纹；花黄色，两性（异化授粉），十字形，总状花序；种子褐色或黑褐色，球形或近球形，粒小。以薹茎、花蕾与嫩叶为食用部分，单

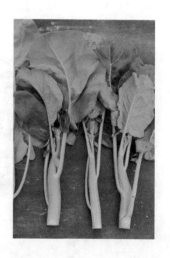

薹重 50～100 克，最大可达 120 克。

内在品质：肉质细腻、口感滑软。富含蛋白质、氨基酸、糖类、维生素、膳食纤维、矿物质，尤其是维生素 C、钙、磷含量高。也含有一定的脂肪、胡萝卜素、膳食纤维、钾、钠、硒、铁，以及微量的烟酸、维生素 B_2、锌。具有提高免疫力、散血凉血、解毒消肿、利湿通淋、促进胃肠蠕动、预防肿瘤发生等功能。

食用方法：白灼、清炒、荤炒，沸水加食盐腌泡后切片加蒜蓉炒食。

食疗价值：味甘、性寒，入肝、心、大肠经。具有清热凉血、通便通淋、解毒消肿、利湿通络、降低肿瘤发生概率等功效。对鼻出血、便血、便秘、淋浊、痈肿、疮毒、蛇虫咬伤等有辅助治疗作用，对缺铁性贫血、高血压、高胆固醇、乳腺炎患者及体质虚弱人群有康复作用，对肿瘤有一定预防作用。

温馨提示：挑选日本菜心当以花色鲜艳、叶片未黄萎、薹茎有光泽不空心、指甲掐手感脆嫩的为宜。

7. 薹韭

形态特征：薹韭又名韭薹、韭菜薹、薹韭王、四季薹韭等，为百合科葱属以薹茎为主产的多年生宿根性草本植物。根为须根，再生力强；茎为分为地下鳞茎（营养器官，分蘖能力强）和地上花茎（食用器官），花茎绿色，柱形有棱角，着生在鳞茎上；叶绿色，披针形，叶鞘抱合成白绿色或白色假茎；花白色，头状花序；种子黑褐色，呈三棱形。以花茎为主要食用部分，假茎、叶片均可食用，单薹茎重 10 克左右。

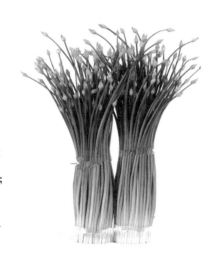

内在品质：肉质较薄、口感浓香。富含氨基酸、糖类、维生素、膳食纤维、矿物质，尤其是糖类、维生素 C、膳食纤维、钾含量高，蛋白质、维生素 A、木质素、磷、铁含量也较高，脂肪含量低。还含有一定的胡萝卜素、钙、镁、挥发性油、硫化物、大蒜素等物质，以及微量的烟酸、维生素 E、维生素 B_2、维生素 B_1、钠、锌、铜、锰、硒等。具有提高免疫力、生津开胃、疏肝调气、

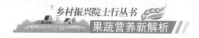
强肾固精、清除胆固醇、促进血液循环和胃肠蠕动、防止细胞突变、护眼护肤等功能。

食用方法：清炒、荤炒。

食疗价值：味辛、性温，入心、肝、肾经。具有润肺护肤、补肾壮阳、凉血散瘀、润肠通便、预防感冒、增进食欲、降低心脑血管疾病发生概率等功效。对风寒感冒、遗精早泄、反酸、肠炎、跌打损伤、腰膝酸痛、白带异常、尿频、夜盲症、便秘、肠癌等有预防和辅助治疗作用。

温馨提示：挑选薹韭当以薹茎基部鲜嫩、花苞未展开的为宜。薹韭含有一定的硝酸盐，烹调后不宜隔夜吃；同时薹韭性温，虚火旺盛所致眼疾者慎食。

第三节　叶　菜　类

一　精细叶菜

1. 薯尖

形态特征：薯尖又名叶用薯、苕尖等，为旋花科一年生草本植物甘薯的嫩茎叶或嫩梢。主根为块状根，不规则扁圆形，皮褐色，须根细；茎绿色，圆条形，直立，粗壮光滑，茎节间腋芽萌发力强；叶绿色，心脏形或阔披针形，叶面光滑无茸毛，肉质滑嫩；花白色或淡紫色（花心红紫色），喇叭形，聚伞形花序；种子褐色或土黄色，不规则三角形或肾形，但在南方花而不实。以嫩茎叶或嫩梢为主要食用部分，花可入药，单茎叶重 2 克左右。

内在品质：叶厚色浓、口感滑爽。富含胶原蛋白、氨基酸、维生素、膳食纤维、矿物质和脱

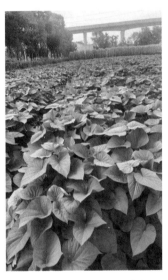

（图片提供者：王亚萍）

氢表雄酮等物质，尤其是胶原蛋白、抗氧化物含量高（抗氧化物高出一般蔬菜的 5 倍以上），维生素 C、维生素 E、钾含量较高，脂肪和草酸含量低。也含有一定的糖分、胡萝卜素、维生素 B_2、膳食纤维、脱氢表雄酮、钙、镁、磷、钠、铁，以及微量的烟酸、铜、锰等。具有增强机体免疫力、清除自由基、促进胃肠蠕动、减少血管垃圾沉积、升高血小板、控制血糖升高、保护视力、保持血管弹性、通乳催乳、防止细胞癌变、预防皮肤衰老等功能。薯尖被誉为"蔬菜皇后"。

食用方式：焯水凉拌、爆炒、煲汤。

食疗价值：味甘、性平，入脾、肾、大肠经。具有生津润燥、生血止血、

健脾宽肠、降糖、解毒解便秘、催乳、美容、抗衰老、保护视力等功效。对大便燥结、肠胃食积、哺乳期女性乳汁不通有催化疏通作用，对糖尿病、心脑血管疾病、肺气肿、夜盲症、紫癜、肠癌、乳腺癌有预防作用。

温馨提示：挑选薯尖当以新鲜油嫩、叶片不黄萎、茎切口未发黑的为宜。因薯尖含钾量较高，肾病患者过多食用会影响肾脏代谢。

2. 豆瓣菜

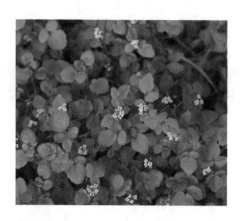

形态特征：豆瓣菜又名西洋菜、水薤菜、东洋草等，为十字花科多年生水生草本植物。根为须根系，须根再生力，无主根；茎为匍匐茎，绿色，节短中空（茎节间易萌发不定根），圆柱形，腋芽萌发力强，半匍匐生长或浮水生长；叶绿色（遇温度低时呈暗紫色），互生，卵圆形或近圆形，叶面光滑无茸毛，叶缘有波纹，奇数羽状复叶；花白色，两性，倒卵形，具脉纹，总状花序；种子卵形，红褐色，具网纹，籽粒异常小。以嫩茎叶为主要食用部分，每株 150 克左右。

内在品质：茎叶鲜嫩、口感清香。富含多种维生素、膳食纤维、多种矿物质等，尤其是维生素 C、钾、钙含量较高，脂肪含量低。也含有一定的蛋白质、钠、磷、镁、铁和微量的烟酸、糖分、维生素 E、维生素 D、维生素 B_2、维生素 B_1、锌、锰、铅等。具有抗维生素 C 缺乏病、清热润肺、通经活络、干扰卵子活性、减少自由基的产生等功能。

食用方法：煲汤、清炒、涮火锅。

食疗价值：味甘、性寒，入肺、膀胱经。具有清热止咳、润肺化痰、健脑利尿、活血通经、终止妊娠等功效。对肺热咳嗽、健忘症、女性月经过少、男性前列腺增生有较好的辅助康复作用，对生长发育期儿童有健脑作用。

温馨提示：挑选豆瓣菜当以茎嫩易折断、叶厚肉多、叶面绿色光滑的为上选。但豆瓣菜性寒，初孕期妇女与寒咳者不可多食。

3. 荠菜

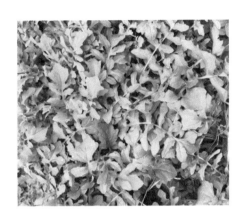

品种特征：荠菜又名地菜、地米菜等，为十字花科荠属一二年生草本植物。根为须根，主根直长；茎绿色或浅棕色，直立；叶绿色或灰紫色，外缘有多个羽状裂刻，基生叶披针形、丛生呈莲座状；花白色，十字形，两性，顶生或腋生，总状花序；种子浅褐色，长椭圆形。以茎叶为食用部分，全草可入药，单株重 18 克左右。

内在品质：嫩叶柔软、口感清香。富含蛋白质、氨基酸、维生素、膳食纤维、矿物质等，尤其是蛋白质、维生素 C、钙、铁含量高，脂肪含量低。也含有一定的荠菜酸、胡萝卜素、磷、黄酮苷、胆碱、乙酰胆碱以及微量的烟酸、草酸、酒石酸、谷氨酸、苹果酸、天门冬氨酸、精氨酸、甘氨酸、糖、维生素 B_1、维生素 B_2。具有增强人体免疫力、促进胃肠蠕动、改善睡眠、清肝明目、调中和胃、扩张血管、凉血止血、通淋通便、祛脂消炎等功能。

食用方法：炒食、蒸食、煮鸡蛋、做汤羹、做馅。

食疗价值：味甘、性凉，入肝、肺、脾经。具有清热解毒、和脾平肝、明目解痛、降压降脂、消肿止血、利尿止带、改善睡眠等功效。对鼻出血、牙龈出血、尿血、目赤肿疼、头晕头痛、高血压、高血脂、胃溃疡、痢疾、肠炎、小便尿浊、妇女带下等疾病以及妇女产后出血有较好的辅助治疗作用，对骨质疏松、大便燥结、睡眠质量不好的人群有改善作用。

温馨提示：挑选荠菜当以香味浓郁、叶片肥大、叶柄未纤维化的为宜。孕妇与哺乳期女性不宜食用。

4. 豌豆尖

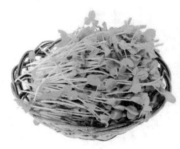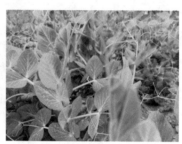

形态特征：豌豆尖为豆科一年生草本植物豌豆的嫩茎叶或嫩梢。茎绿色，圆柱形，中空，矮生或半蔓生；叶绿色，卵状长圆形，叶面光滑，叶轴先端有卷须，羽状复叶，嫩茎叶清香浓郁；花白色、粉红色或红紫色，两性，单生或对生，总状花序；种子近球形，青绿色（老熟种子黄绿色、白色、紫色或灰褐色），种皮光滑（软荚豌豆具皱纹）。以嫩茎叶或嫩梢为食用部分，单嫩茎（嫩梢）重4克左右。

内在品质：茎空叶嫩，清香爽口。富含多种氨基酸、多种维生素、多种矿物，尤其是维生素C、钾、磷等含量高，脂肪、草酸含量低，不含胆固醇。也含有一定的糖类、膳食纤维、植物凝集素、亚硝酸分解酶和磷、钙、镁、铁等矿物质，以及微量的烟酸、维生素E、维生素B_2、维生素B_1、胡萝卜素、钠、锌、锰、铜、硒等。具有提高机体免疫力、调节人体酸碱平衡、增强肝功能、改善视力疲劳、促进胃肠蠕动、防止癌细胞生长、维持肌肉运作、降高血压、防止皮肤晒黑等功能。

食用方法：清炒、煲汤、涮火锅。

食疗价值：味甘、性平，入脾胃经。具有和中下气、调节血压、清肝明目、减低血脂、消肿止痛、利尿止泻、助消化、防衰老、通乳通便、舒肌养颜等功效。对高血压、高血脂、高胆固醇、牙龈炎、口舌生疮、喉咙肿痛、视力模糊、肌肉酸痛、大便燥结、小便赤黄、疮毒、腹泻以及哺乳期女性乳汁不通等有较好的调节作用，对癌症发生有预防作用。

温馨提示：挑选豌豆尖当以茎叶新鲜脆嫩、叶轴顶端无卷须、茎长 10 厘米以内的为上品。

5. 皱叶菜

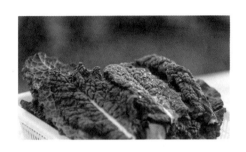

形态特征：皱叶菜为十字花科甘蓝的一个变种，属于羽衣甘蓝类，一二年生草本植物，有亚非皱叶菜等品种。根为须根系，多分布在土表层；茎为短缩茎，花茎绿色、圆柱形；叶墨绿色，舌形，叶面皱缩，具叶脉叶柄；花淡黄色，十字形，总状花序；种子黑褐色，圆球形，粒小。以叶为主要食用部分，薹茎也可食用，单株重 350 克左右。

内在品质：叶厚汁多、口感粗糙。富含多种氨基酸、多种维生素、膳食纤维、多种矿物质等，尤其是维生素 C、叶酸、钙、磷、铁含量高（每 100 克皱叶菜中含维生素 C 152 毫克，是猕猴桃的 2～3 倍；叶酸含量是普通蔬菜的 10 倍以上；每 100 克皱叶菜中钙、磷、铁含量都在 100 毫克以上），胡萝卜素含量较高，脂肪含量特低。也含有一定的蛋白质、氨基酸、维生素 B_1、维生素 B_2、维生素 E、钾、钠，以及微量的硫、锌、钼等 7 种矿物质。可提高人体免疫力，促进红细胞生成与胃肠蠕动，增加骨密度，预防胎儿神经管缺陷，分解致癌物质。

食用方法：可清炒熟食或涮火锅，也可凉拌生食，还可榨汁做饮品。

食疗价值：味甘、性平，入胃、肾、心经。具有升血活血、清热散结、健脑壮骨、补肾填精、健胃通便、聪耳明目等功效。对贫血、骨质疏松、睡眠不足、大便燥结、工作压力大、儿童发育迟缓、老年健忘症有辅助康复作用。

温馨提示：挑选皱叶菜当以叶色深绿、肉质鲜嫩、叶片未黄萎的为宜。皱叶菜含有一定钠盐，心脑血管疾病人群少食。

6. 冰菜

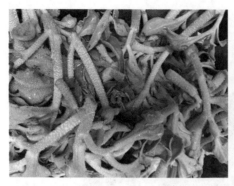
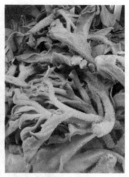

形态特征：冰菜又名冰花、冰叶日中花等，系番杏科日中花属一二年生多肉草本植物。根为须根系，根系发达；茎淡绿色，圆柱形，半蔓生，分枝力强；叶翠绿色，互生，扁平，卵形或汤匙形，边缘有波纹，肉质肥厚，茎叶外皮具水晶状发亮颗粒；花白色或玫瑰粉红色，两性，菊花形（丝状），头状花序；种子褐色，粒小。以茎叶为主要食用部分，单株重 500 克左右。

内在品质：肉质肥厚、清脆爽口。富含多种氨基酸、多种维生素、多元醇及多种矿物质，尤其是苹果酸、维生素 A、D- 松醇、钠、钾含量较高，纤维素含量低。也含有一定的脂肪、叶酸、泛酸、钙、抗酸化物质、肌醇等，以及微量的蛋白质、维生素 C、黄酮类化合物。具有加速免疫蛋白合成和脂肪消解、刺激胰岛素分泌、促进幼细胞成熟、延缓脑细胞衰老速度、吸附食物中的重金属等功能。

食用方法：以生食为主，也可焯水凉拌、做沙拉，还可炒食、煲汤。

食疗价值：味甘酸、性凉，入肺、肝、脾经。具有清热解暑、抗酸化、降"三高"、护脑、护肤、保护视力和降低恶性肿瘤发生概率等功效。对高血糖、高血脂、高血压、脂溢性脱发、夜盲症、肥胖有很好的预防作用，对脑力劳动者、视力衰退与眼疾者、老年人群有保健作用，对甲状腺功能亢进和肺气肿有辅助治疗作用。

温馨提示：挑选冰菜当以茎粗、叶肉肥厚、水晶状色泽的为宜。冰菜性凉，胃寒者不宜多食。

其他用途：一是当肥皂使用，二是种植冰菜可降解土壤中的重金属。

7. 紫背天葵

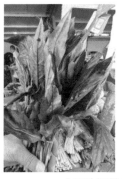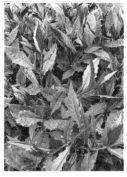

（图片提供者：王亚萍）

形态特征：紫背天葵又名观音菜、天葵、紫冠菜等，为菊科多年生宿根性草本植物。根为须根系，根系发达，再生力强；茎为肉质茎，绿紫色，直立或半直立，分枝力强，节间易生不定根；叶深绿带紫（叶背面紫红色），互生，长卵形先端渐尖或阔披针形，边缘锯齿状，叶面光滑，叶脉明显；花黄色，丝状，扁圆形，花柄长，头状花序（长江流域一般不开花结实）；种子浅褐色，粒小。以茎叶为食用部分，全草可入药，是典型的药食两用蔬菜，单茎叶重 25 克左右。

内在品质：茎肉肥厚、口感滑腻。富含维生素、矿物质以及类黄酮等生理活性物质。尤其是花青素、维生素 A、铁、钾、钙、黄酮苷含量高，维生素 C、磷含量较高，脂肪含量低。也含有一定的蛋白质、膳食纤维、镁、锰、锌，以及微量的烟酸、铜等。具有提高机体免疫力、清除自由基、生血活血凉血、抗氧化、抗病毒等功能。

食用方法：素炒、涮火锅。

食疗价值：味辛（微酸）、性寒，入肺、肝经。具有生津止渴、清热解毒、清心润肺、活血化瘀、散风消肿、止血调经、抗虫抗病毒、防衰老、抗肿瘤等功效。对伤风感冒、肺热咳嗽、喉咙嘶哑、烧伤烫伤、痈肿疮毒、血管性紫癜、缺铁性贫血、女性月经不调与痛经带下等有较好的辅助治疗作用，对癌症有预防作用，对儿童发育、老人保健具有较高的营养价值。

温馨提示：挑选紫背天葵当以茎嫩、节略长、叶面光滑无斑迹、肉质厚的为上品。但紫背天葵性寒，孕妇忌食，胃寒腹泻者不可多食。

8. 紫生菜

形态特征：紫生菜又名紫叶生菜、紫色散叶生菜、皱叶紫生菜、叶用紫莴苣等，为菊科莴苣属叶用莴苣的一个变种，一二年生草本植物。根为直根系，须根发达，再生力强；茎为短缩茎，叶轴着生在短缩茎上；叶紫色，倒卵形（基生叶倒披针形），直立或半直立，无叶柄，叶面皱缩，叶缘具波纹，心叶易向内抱合，质地脆嫩；花黄紫色，两性，圆锥形，头状花

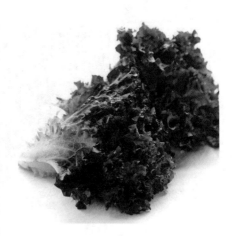

序；种子黑褐色，扁锥形，粒小。以叶为主要食用部分，种子可入药，单株重450 克左右。

内在品质：叶肉淡紫、脆甜爽口。富含花青素、维生素、矿物质、莴苣素等，尤其是花青素、维生素 A 和钙、磷、钾、镁等矿物质含量高，粗纤维、脂肪含量低，也含有一定的蛋白质、糖类、B 族维生素、维生素 C、维生素 E、儿茶酸、甘露醇等物质，以及微量的烟酸、类黄酮、铁、锌、铜、碘、硒、氟等。具有抗氧化、增强免疫力、促进血液循环（种子入药可舒筋活络）、刺激胆汁分泌、防止肠道垃圾堆积、降低胆固醇、助消化、镇静安神、防癌等功能。

食用方法：生呛凉拌、做沙拉、蚝油爆炒、涮火锅，种子磨粉作药用。

食疗价值：味甘、性凉，入胃、肝、肠经。具有养胃通便、清肝护胆、抑燥助眠、改善视力、减肥瘦身等功效，对燥热、疮肿、黄疸、便秘、神经衰弱、眼睛干涩、高胆固醇、肥胖症等有辅助调理作用，对胃肠癌、肝癌发生有预防作用。

温馨提示：挑选紫生菜当以应季、叶轴脆嫩、叶片新鲜不黄萎的为宜。紫生菜性凉，胃寒、尿频者不宜多食。紫生菜观赏价值极好，可作阳台盆栽。

二 结球叶菜

1. 波士顿生菜

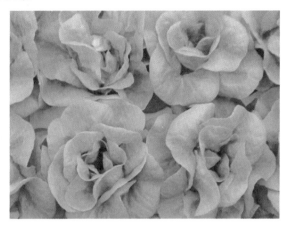

形态特征：波士顿生菜又名奶油生菜，为菊科叶用莴苣的一个变种，一二年生草本植物。根系发达，为直根系，须根分布浅；茎为短缩茎；叶翠绿色，扁椭圆形，全缘，光滑，叶肉厚、质地软，心叶抱合成半球形；花黄色，伞形，头状花序；种子灰褐色，梭形，粒小。以茎叶为食用部分，单株重 300 克左右。

内在品质：叶肉肥厚、质地酸甜、口感清香。富含多种维生素、膳食纤维、多种矿物质等，尤其是胡萝卜素、维生素 C、钙、钾、镁、磷、莴苣素含量高。也含有一定的蛋白质、糖类、维生素 K、维生素 B_1、维生素 B_6、维生素 A、钠、甘露醇等，以及微量的铁、铜、锌等。具有调理神经、促进血液循环与胃肠蠕动、降低胆固醇、抑制病毒蔓延等功能。

食用方法：生食、凉拌、做沙拉、素炒、涮火锅等。

食疗价值：味甘、性凉，入心、胃、肠经。具有清热消炎、镇静催眠、消脂减肥、驱寒利尿、抗病毒等功效。对神经衰弱、失眠多梦、高胆固醇、感冒、疱疹、心悸、便秘、痉挛、肥胖症等有较好的康复作用。

温馨提示：挑选波士顿生菜当以叶色翠绿、球形半圆、外叶未萎蔫的为宜。波士顿生菜性凉，且具有利尿作用，胃寒、尿频者慎食。

2. 紫甘蓝

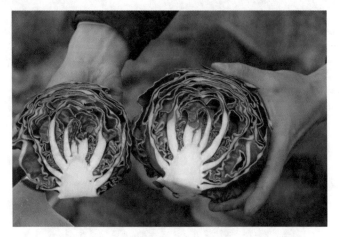

形态特征：紫甘蓝又名紫包菜、紫圆白菜等，为十字花科甘蓝的一个变种，一二年生草本植物。根系发达，分布在土壤浅层；茎为肉质短缩茎，直立，中心柱短，分枝少；叶紫红色具蜡粉，近圆形，叶轴隆起（中肋粗壮深红），叶脉淡绿，多叶向内叠包成扁球形或高圆球形，结球紧实；花紫红色，十字形，总状花序；种子棕褐色，圆球形，粒小。以叶球为主要食用部分，单叶球重500克以上。

内在品质：生食脆甜爽口、熟食回味可口。富含蛋白质、糖类、维生素、矿物质等，尤其是花青素、维生素C、钙、硫含量高（维生素C、花青素均高于其他结球甘蓝），维生素E、B族维生素、磷、铁含量较高，总糖、蛋白质含量适中，脂肪含量特低。也含有一定的胱氨酸、维生素 B_1、维生素 B_2、胡萝卜素、膳食纤维以及微量的烟酸等。具有抗氧化、抗辐射、增强免疫力、提高胰岛素活性、疏通经络、增加骨密度、促进胃肠蠕动、预防视力下降等功能。

食用方法：凉拌生食、素炒、煮食。

食疗价值：味甘、性平，入肝、胃经。具有强筋壮骨、护肝护肤、清热消炎、止痒止痛、降糖降脂、消食通便、抗衰老、抗辐射、防癌等功能。对高血压、高胆固醇、糖尿病、皮肤过敏、湿疹、骨质疏松、腰膝酸痛、便秘、肥胖有辅助康复作用，对肿瘤患者放疗化疗后引起的乏味乏力、食欲不振等副作用有缓解作用。

温馨提示：挑选紫甘蓝当以球叶紫红、球形结实、外叶少的为宜。眼睛充血者忌食。

3. 抱子甘蓝

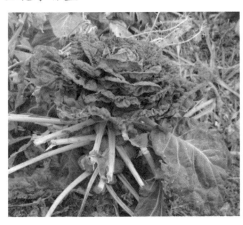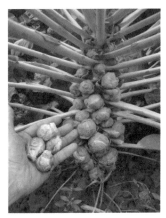

形态特征：抱子甘蓝又名芽甘蓝、小圆白菜等，为十字花科甘蓝的一个变种，二年生草本植物。植株高大，根系发达、分布浅；茎绿色，粗壮、直立，茎节叶腋间着生 1～3 个腋芽；叶绿色具粉霜，叶缘具波纹，基生叶倒卵形、茎生叶圆形、食用腋芽叶半圆形，叶球圆形或高圆形；花淡黄色，十字形，总状花序；种子棕色，球形，粒小。以叶球为主要食用部分，单叶球重 25 克左右。

内在品质：生食微苦、汤用柔软、炒食辣香。富含蛋白质、维生素（20 种以上）、矿物质（6 种以上）等，尤其是优质蛋白（抱子甘蓝的优质蛋白含量在结球叶菜中最高）、总糖、维生素 C、维生素 K、胡萝卜素、膳食纤维、钾、酶素、硫代葡萄糖苷含量高。也含有一定的叶酸、磷、钙、钠、镁、氮和吲哚 –3– 甲醇，以及微量的烟酸、维生素 B_6、维生素 B_1、维生素 B_2、维生素 A、铁、锌、锰、铜、硒等。具有抗氧化、清除自由基、提高机体免疫力、促进红细胞生成与修复、加速伤口愈合、增加胃肠蠕动、改善缺铁性贫血、降低胆固醇、预防心脑血管疾病、降低患癌风险等功能。抱子甘蓝被称为十字花科蔬菜的抗癌高手。

食用方法：爆炒、炖煮、煲汤、做馅、涮火锅、凉拌或泡制。

食疗价值：味甘（微苦）、性凉，入肝、脾胃经。具有益脾和胃、提神醒

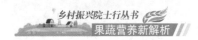
脑、润肠通便、改善血质、抗衰老、抗肿瘤等功效。对腹胀腹痛、胃溃疡、嗜睡、便秘、贫血、轻度心脑血管疾病有康复作用，对妇女产后出血有缓解作用，对女性乳腺癌、宫颈癌等有预防作用。

温馨提示：挑选抱子甘蓝当以球形结实、大小整齐、外叶少、无黄叶的为宜。抱子甘蓝具有凝血功能，眼底出血者忌食。

第四节 香 辛 类

1. 芫荽

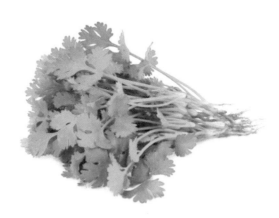

形态特征：芫荽又名胡荽、香菜等，分大叶、小叶两种类型，为伞形科一二年生草本植物。根为主根系，白色，纺锤形，较粗长，须根多、细长；茎直立，圆柱形，具条纹，纤细，分枝力较强；叶绿色，广卵形或扇形，边缘有钝锯齿；花白色或淡紫色，花瓣倒卵形，花丝多，伞形花序；种子土黄色，圆球形。以茎叶为食用部分，单株重 50 克左右。

内在品质：香味浓郁、香辛独特。富含多种氨基酸、多种维生素、膳食纤维、多种矿物质以及挥发性油等活性物质，尤其是钙、镁含量高，糖类、维生素 C、膳食纤维含量较高，脂肪含量低。也含有一定的蛋白质、B 族维生素、钠、磷、铁、嘌呤、黄酮苷、甘露醇，以及微量的烟酸、胡萝卜素、叶酸、维生素 B_2、维生素 E 等。可抗氧化，提高机体免疫力，激活胰岛细胞的活性，促进性激素分泌与胃肠蠕动，降低血清中葡萄糖的含量，促进胆固醇代谢，降低由于血液渗透压过高对血管壁的压迫。芫荽被道家称为"五荤"之一。

食用方法：多作提味菜，凉拌、炒食，也可作汤佐料、做馅。

食疗价值：味辛、性温，入脾、肺经。具有发汗透疹、醒脾开胃、行气消积、止痛解毒、降血糖、降胆固醇、通经脉、去腥膻、达四肢等功效。对风寒

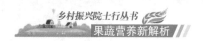
感冒、小儿麻疹、高血糖、心脑血管疾病、胃胀食积、脱肛、阳痿、丹毒、疮肿、毒蛇咬伤等有较好的改善或治疗作用。

温馨提示：挑选芫荽当以心叶嫩、香味浓、外叶少的为宜。芫荽含有一定的嘌呤，痛风人群尽量少食。

2. 球茎茴香

形态特征：球茎茴香又名结球茴香、甜茴香等，为伞形科茴香的一个变种，一二年生草本植物。根为须根系，主根发达，须根分生力强且分布在土表层；茎为短缩茎，白绿色，叶柄基部的叶鞘抱合成球形或扁圆球形球茎；叶绿色，光滑，丝状，羽状复叶；花黄色，两性（异花授粉），倒卵形，伞形花序；种子灰白色，粒小，香味浓。以球茎为主要食用部分，种子可作香料，单球茎净重 250～350 克，最大可达 500 克。

内在品质：肉厚汁多、口感清香。富含蛋白质、维生素、矿物质，尤其是钾含量高，钠盐和脂肪含量低。也含有一定的糖类、维生素 B_1、维生素 B_2、维生素 C、膳食纤维和钙、磷等矿物质，还含有黄酮苷、茴香脑、茴香苷、芳香挥发性油等多种生理活性物质，以及微量的维生素 E、烟酸、视黄酮、镁、铁、锌、铜、锰等。具有调节酸碱平衡、修复皮肤细胞组织、益气调中、滋阴散寒、促进血液循环和胃溃疡愈合等功能。

食用方法：焯水凉拌生食、荤炒。

食疗价值：味甘辛、性温，入肾、胃经。具有健胃消食、祛风驱邪、行气止痛、补肾温阳、抑菌抗虫、保护皮肤等功效。对胃痛腹胀、疝气痛、痛经、睾丸痛、头痛鼻塞、肾虚耳鸣、呕吐、痢疾、血吸虫病等有辅助康复作用。

温馨提示：挑选球茎茴香当以球形白绿、无黄染的新鲜球茎为宜。但球茎茴香性温，眼疾火旺、疮毒者不宜多食。

3. 荆芥

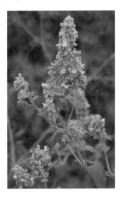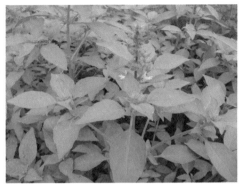

形态特征：荆芥又名香荆芥、线芥等，为唇形科多年生草本植物。依据叶片大小分大叶荆芥与小叶荆芥两种类型。根为直根系，须根较细；茎深绿色（基部紫红色），直立，四棱形，分枝力中等，基部木质化；叶绿色，宽卵形或阔披针形，对生，全缘或具浅锯齿，具茸毛，有叶柄，无明显叶脉，茎叶香味浓；花蓝紫色，唇形，多轮伞形花序密集成聚伞形花序；种子深褐色或黄绿色，粒小。以茎叶为主要食用部分，全草可入药，单株重 150 克左右。

内在品质：叶嫩肉软、滋味芳香。荆芥富含维生素、矿物质、类黄酮、挥发性油等生理活性物质，尤其是薄荷酮、钙、钾含量高，维生素 C、维生素 B_2、胡萝卜素、磷、铜含量较高，脂肪含量低，不含胆固醇。也含有一定的糖类、膳食纤维和锌、镁、铁等矿物质，以及微量的蛋白质、烟酸、叶酸、维生素 B_1、维生素 B_6、锰等。具有祛风化痰、凝血、抑菌消炎、止痒止痛、解痉挛等功能。

食用方法：凉拌，干制成茶品或干菜。

食疗价值：味辛、性微温，入肺、肝经。具有散风解毒、镇咳止痒、抑菌透疹、止血消疮等功效。对目赤、咽痛、咳嗽、吐血、便血、风疹瘙痒、菌痢、脓疮、结核病、小儿麻疹等有治疗作用。荆芥的根和花分别对牙周炎、感冒有一定治疗作用。

温馨提示：挑选荆芥当以新鲜、香辛味浓、叶片未黄萎的为宜。但荆芥性温，阴虚盗汗、面赤头痛者慎食。

4. 鱼腥草

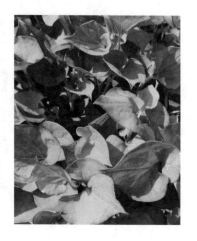

品种特征： 鱼腥草又名蕺菜、狗腥草，为三白草科多年生草本植物。根为须根，纤细，着生在肉质茎节间。茎分地下茎和地上茎：地下茎为根状茎，黄白色，肉质，圆条形或扁条形，横生，易扭曲，表面有纵棱，具节间；地上茎灰紫色，直立，圆柱形。叶绿色或黄绿色（叶背面灰紫色或灰棕色），互生，心形或阔卵形，全缘，表面光滑并具放射状淡紫色叶脉，叶柄细长；花白色，小扇形，两性，穗状花序顶生；种子褐色，不规则卵形，较小。以肉质的根状茎和茎叶为主要食用部分，全草可入药，肉质茎单重 18 克左右。

内在品质： 茎肉脆腥、汁浓渣多、叶软辛香、口感柔和。富含蛋白质、脂肪、多糖、膳食纤维、矿物质以及鱼腥草素、月桂醛等挥发性油成分，尤其是总糖、膳食纤维、钾含量高，钙、磷、铁含量较高，钠含量较低。也含有一定的蛋白质、维生素 C、镁，以及微量的烟酸、维生素 E、维生素 A、维生素 B_1、维生素 B_2、维生素 H、叶酸、锰、锌、硒、铜、槲皮苷等。具有提高人体免疫力、促进细胞组织再生与胃肠蠕动、扩张毛细血管、抑制病原菌和病毒（特别是链球菌、金黄色葡萄球菌、流感杆菌、肺炎球菌）等功能。

食用方法： 叶片可凉拌生食、炒食，肉质茎可凉拌、炒食或干制泡茶与煎药。

食疗价值： 味辛、性凉，入肺、肝经。具有清热解毒、理气润肺、止咳化痰、健胃消食、止血镇痛、除湿通淋、消肿疗疮等功效。对感冒、热咳、百日咳、慢性支气管炎、肺炎、肺痈等呼吸道疾病和淋病、尿频尿痛等泌尿道炎症以及湿邪、疮肿、中耳炎、黄疸型肝炎等有治疗作用，对食积、痢疾、痔疮、便血、脱肛等消化道疾病和疟疾、秃疮、疥癣、湿疹、脚气病、乳腺炎、腮腺炎、小儿疳积等有辅助治疗作用，对毒蛇咬伤、蜂虫叮伤有解毒作用。

温馨提示： 挑选鱼腥草新鲜嫩叶片当以叶面光滑、叶背灰紫、叶肉肥厚、叶柄短、无黄萎的为宜，挑选鱼腥草肉质茎当以根茎粗壮、条形较直、节间稍短、无须根、无皱缩的为上品。鱼腥草性寒凉，久吃有损阳气、消精髓等副作用。

5. 水芹

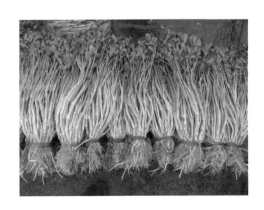

形态特征：水芹又名水芹菜，为伞形科多年生宿根性草本植物。根为须根系，白而细长；茎绿色或白色，直立或斜生，中空，不规则圆柱形，外皮粗糙具棱角；叶深绿色或黄绿色，卵圆形或尖卵形，叶缘呈锯齿状，二回羽状复叶；花白色，倒卵形，复伞形花序；种子黄绿色，粒小，多发育不全。以嫩茎和叶柄为主要食用部分，种子可入药，单株重 35 克左右。

内在品质：肉厚质脆、口感味香。富含多种维生素、膳食纤维、多种矿物质，尤其是维生素 C、钾、钙、铁含量较高，脂肪含量低，不含草酸。也含有一定的蛋白质、氨基酸、糖类、亚麻酸、磷、芹菜素、类黄酮、维生素 P、挥发性油等生理活性物质，以及微量的硼、镁、锌等矿物质。具有润肺利湿、调中散气、扩张血管、开胃去腥、补血补钙、减少血栓形成、促进胃肠蠕动、潜阳透疹、维持钙的吸收、抑制糖分吸收等功能。

食用方法：素炒、荤炒，捣汁做饮料，叶可作鱼汤佐料。

食疗价值：味辛甘、性凉，入肺、肝、胃经。具有清热解毒、和中下火、平肝降压、潜阳透疹、除烦安神、减脂减肥、利尿消肿、润肠通便等功效。对黄疸型肝炎、高血压、高血脂、眼睛胀痛、失眠多梦、烦渴口干、头痛耳鸣、便秘水肿、小便涩黄、缺铁性贫血、女性白带异常、小儿麻疹不透等有调节作用，对结肠癌和小儿软骨病有预防作用。

温馨提示：挑选水芹当以茎基部没有纤维化为标准，挑选茎新鲜脆嫩、叶片未黄萎的为宜。水芹味辛、性凉，脾胃虚寒者不宜多食。

6. 藜蒿

形态特征：藜蒿又名蒌蒿、泥蒿、水蒿等，为菊科多年生水生草本植物。根为肉质根，黄白色，根系发达；茎绿色或紫红色，直立、光滑，圆柱形；叶绿色，披针形或条形，互生，边缘呈锯齿状，奇数深裂羽状复叶；花黄绿色，两性，筒状，头状花序；种子黑褐色，细小。以地下根茎和地上嫩茎为主要食用部分，叶也可当茶饮，全草均可入药，嫩根茎单重5克左右。

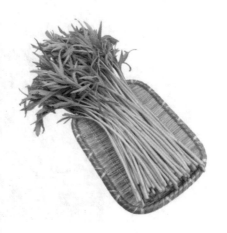

内在品质：皮韧肉嫩、口感清香。富含蛋白质、氨基酸、维生素 C、膳食纤维、类黄酮和钙、磷等矿物质，尤其是蛋白质、苏氨酸、维生素 C、膳食纤维、黄酮、总酚和钙含量高，磷、钾含量较高。也含有一定的淀粉、谷氨酸、天门冬氨酸、芳香酯、胡萝卜素、维生素 A、维生素 B_1、维生素 B_2、钠、铁、活性酶、生物碱等物质，以及微量的泛酸、赖氨酸、锌和硒等。具有清热解毒、平肝降火、凉血消肿、祛风除湿、理气镇咳、开胃健脾、通便排毒、利膈行水、降尿酸、防止细胞变异等功能。

食用方法：素炒、荤炒，叶可干制成茶品。

食疗价值：味辛（微苦）、性凉，入脾胃、肝经。具有镇咳散结、降脂降压、止血消疮、缓解牙痛与便秘等功效。对高血压、高血脂、高尿酸、痛风、咳嗽等具有较好的缓解作用，对风火牙痛、咽喉肿痛、急性肝炎、便秘等有较好的预防作用。同时，还有预防心脑血管疾病和恶性肿瘤的作用。

温馨提示：挑选地下根茎和地上茎当以香味浓、质脆鲜嫩的为宜。藜蒿中香干钠含量较高，糖尿病、肾病和血黏度高患者不宜食用。

第五节 鳞茎类

1. 百合

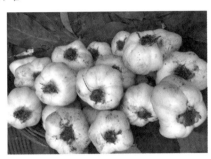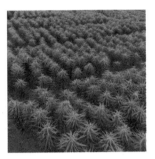

形态特征：百合又名百合蒜、山百合、药百合等，为百合科多年生宿根性草本植物。根为须根系，着生在鳞盘下。茎分地下茎与地上茎：地下茎为鳞状茎，乳白色，阔球形，鳞片着生在鳞盘上；地上茎绿色具棕红色纹，直立，圆柱形，不分枝。叶绿色，单生，披针形或卵状针形，全缘或具乳状突起，叶柄无或短；花橙红色或粉黄色，单生，喇叭状外翻，具豹纹斑，簇生成大型总状花序；种子扁平，具三角刺。以鳞状球茎为食用部分，也可入药，单球茎重45克左右。

内在品质：生吃甜中带苦、熟食软绵爽口。富含蛋白质、氨基酸（8种）、多糖、维生素、矿物质以及生物碱等生理活性物质，总营养素是其他根茎蔬菜的2～5倍，尤其是总糖、维生素C、维生素B_2（维生素B_2含量为一般蔬菜的10倍）、百合苷含量高，磷含量较高，不溶性纤维素和钠含量较低，脂肪含量特低。也含有一定的维生素A、镁、钙、铁、锌、植物固醇，以及微量的烟酸、胡萝卜素、维生素B_1、硒、铜。具有提高机体免疫力、调节体内渗透压平衡、促进胃肠蠕动与皮肤细胞修复、压惊、防止细胞癌变等功能。

食用方法：生食、清蒸、炒食、煲汤均可，也可制成干品。

食疗价值：味甘苦、性凉，入心、肺经。具有润肺止咳、清心安神、补脾健胃、除烦抑燥、止血止痛、排毒消肿、利尿通便、护肤、抗疲劳、止泪抗癌等功效。对肺心病、肺结核、肺燥咳嗽、肺虚久咳、痰中带血、体力疲惫、高血压、高胆固醇、哮喘、头痛、水肿、流泪、便秘有舒缓作用，对热病后余热未清、虚烦失眠、惊异易醒有治疗作用，对白血病、皮肤癌、鼻咽癌、乳腺癌、宫颈癌等有预防作用。

温馨提示：挑选百合当以球茎洁白如玉、鳞片边缘无黄迹、个头较大、无霉痕的为宜。百合具有促进排泄的作用，腹泻者慎用。

2. 藠头

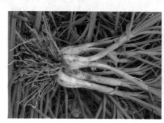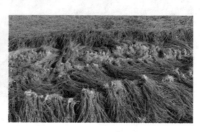

形态特征：藠头又名荞头、薤等，为百合科多年生宿根性草本植物。根为须根系，多分布在土壤浅层；茎为鳞茎，外皮白色或带紫红纹，狭卵状（上端尖）；叶分叶鞘与叶片，叶鞘白色，着生在基部，半圆筒形抱合成圆柱形假茎（中空），叶片绿色、长披针形；花淡紫色，半椭圆形（展开时半球形），伞形花序，花而不实，不结籽（无种子）。以球茎为主要食用部分，单球茎重8克左右。

内在品质：肉白质脆、口感香甜。富含蛋白质、糖类、维生素、矿物质以及大蒜素等活性物质，尤其是总糖、钾、钠含量高，维生素C、钙含量较高，脂肪含量低。也含有一定的叶酸、维生素 B_1、膳食纤维、铝、铁、磷、硒，以及微量的烟酸、胡萝卜素、维生素 B_2、维生素 E 等。具有刺激胃液分泌、促进血液循环、缓解神经兴奋、降低亚硝酸盐含量、补钙安胎等功能。

食用方法：炒食、腌制、蜜制等。

食疗价值：味辛、性温，入脾胃经。具有健脾和胃、行气散结、益智安神、活血脉、去油脂、促消化、壮筋骨、安胎等功效。对骨质疏松、下肢冰凉、食欲不振、胃肠积滞、胸腹刺痛、大便稀溏、败疮、孕妇滑胎等有辅助康复作用，对消化道癌症有预防作用。

温馨提示：挑选薤头当以球茎洁白、底部肉厚的为佳。薤头具有刺激性，胃溃疡患者不可多食。

3. 紫皮洋葱

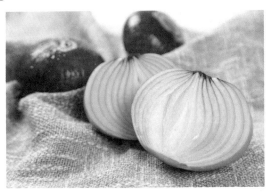

形态特征：紫皮洋葱又名红皮洋葱、圆葱等，为百合科二年生草本植物。根为弦状须根，分布浅；茎分短缩茎和鳞状茎，短缩茎为茎盘，向下着生须根，向上着生叶鞘，多重叶鞘向内抱合成鳞状茎，鳞状茎紫红色（肉质红白相间），球形或扁球形；叶绿色，管状中空，先端尖，具蜡粉；花茎由鳞状茎中心花芽抽生，圆条形，深绿色，顶部可着生多个气生小鳞茎；花黄白色，球状伞形花序；种子黑褐色，不规则棱形，粒小。以鳞茎为主要食用部分，单鳞茎重200克以上。

内在品质：肉厚汁多、口感甜香。富含糖类、花青素、维生素、矿物质，尤其是花青素、单宁等抗氧化成分和钾、大蒜素含量高，钠含量较低，脂肪含量特低。也含有一定的蛋白质、维生素 C、膳食纤维、磷、钙、镁、铁、槲皮素和前列腺素 A 等，还含有微量的烟酸、维生素 E、叶酸、维生素 B_6、维生素 B_1、维生素 A、硒等。与黄皮洋葱、白皮洋葱相比，其大蒜素、花青素、钾含量更高。具有抗氧化、抗衰老、清除自由基、扩张血管、降低胆固醇和血黏度、清除血管垃圾、促进血液循环、抑制血小板聚集、提高骨密度、改善胃肠功能、促进胰岛素分泌、保持皮肤弹性、阻止葡萄球菌与白喉杆菌等病原菌和流感病毒滋生、抑制肝糖原分解与肿瘤细胞分裂等功能。紫皮洋葱堪称"血液的清道夫"。

食用方法：清炒、荤烧，尤以生食效果最佳。

食疗价值：味甘辛、性温，入肝经。具有养肝健胃、理气化瘀、软化血管、驱寒祛湿、降压减脂、抑菌杀毒、消炎消肿、护肤养颜等功效。对流感、溃疡、便秘、疮肿、骨质疏松、皮肤粗糙有明显改善作用，对高血脂、冠心病、糖尿病有缓解作用，对女性阴道滴虫有杀伤力，对肿瘤发生有预防作用。

温馨提示：挑选紫皮洋葱当以色泽紫红、外形扁圆光滑、无芽尖的为宜。紫皮洋葱有刺激性气味，胃肠功能紊乱者不宜多食。皮肤瘙痒、胃溃疡患者不宜生食。

4. 独蒜

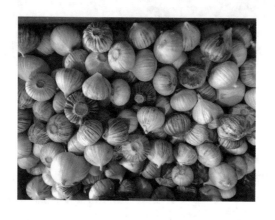

形态特征：独蒜又名独蒜头、独瓣蒜、草果蒜等，为百合科一二年生草本植物大蒜的一个变种。大蒜在播种前人为对种蒜进行较长时间的低温处理（在高温冷库中冷藏2个月左右）可形成独蒜，或者选用小种蒜以提早或延迟播种为举措可得到独蒜，或者生产过程中遇到高温、干旱等都会形成独蒜。根为须根系，无主根，须根弦线状，分布浅；茎初生时为短缩茎，花茎抽生后变成茎盘和鳞状茎，茎盘上内层中心着生鳞芽，逐渐生成单体瓣鳞状茎，鳞状茎灰白色、厚肉质、高圆球形，外皮鳞片为干燥成紫红色或白色的蒜衣；叶分叶身与叶鞘，叶身暗绿色、扁平剑形，叶鞘白色、管状折叠；花茎为绿白色，圆柱形，顶部具微隆起的绿色刀形花苞，不开花结实。以蒜瓣为主要食用部分，为药食同源蔬菜，独蒜单重25克左右。

内在品质：肉白质细、口感辛香。富含蛋白质、氨基酸（18种以上）、糖类、维生素、矿物质等，还具有独特的蒜氨酸，尤其是精氨酸、谷氨酸、天门冬氨酸、赖氨酸、亮氨酸、芳香族氨基酸、苯丙氨酸、总糖、钾、磷以及大蒜素含量高（大蒜素含量高于普通大蒜的 2 倍以上），脂肪含量低，不含胆固醇。也含有一定的丝氨酸、脯氨酸、甘氨酸、色氨酸、苏氨酸、胡萝卜素、维生素 C、膳食纤维、钙、镁、钠和其他酯类、肽类、酶类、苷类的活性物质，以及微量的组氨酸、蛋氨酸、维生素 A、维生素 E、维生素 B_2、烟酸、维生素 B_1、铁、锰、铜、锌、硒等。可暖脾行气，宣肺和胃，提高机体免疫力，抗氧化，消除自由基，增强吞噬细胞的吞噬能力和淋巴细胞的转化能力，抑制葡萄球菌、霉菌、幽门螺杆菌等病原菌和流感病毒，调节胰岛素，降低血小板的凝聚力与胆固醇含量，防止血管壁垃圾沉积，促进体内酸性物质的代谢（阻断胃液中亚硝胺合成），促进胰岛素分泌，增强精力与体力。

食用方法：生食效果最佳，可腌制（糖蒜、醋酸、酱蒜），也可作佐料，还可制药品。

食疗价值：味辛辣、性温，入脾胃、肺经。具有凉血护肝、护脾镇咳、杀菌消炎、理气活血、消食积、祛寒湿、通鼻窍、降血脂、调血糖、防血栓、抗衰老、驱虫杀菌等功效。对痢疾、感冒、干咳、肺炎、鼻炎、乳腺炎、前列腺炎、伤寒、结核病、食积、高血糖、高血脂、关节炎、消化性溃疡、皮肤真菌感染等有较好的康复作用，对胃肠、前列腺、乳腺等肿瘤和白血病有预防作用。

温馨提示：挑选独蒜当以蒜衣紫红、饱满、无塌陷、蒜头硬朗、茎盘无霉迹的为宜。独蒜味辛辣，胃溃疡患者不宜生吃。

5. 火葱

形态特征：火葱学名胡葱，又名冬葱、蒜葱等，为百合科二年生宿根性草本植物。根为须根系，无主根，分布浅；茎分短缩茎（也称根状茎）、鳞状茎和假茎，短缩茎盘状，向下着生须根，向上斜生长卵形鳞状茎（多个鳞茎密集聚生抱合隆起，呈棱角形或高圆形），外皮红褐色或黄白色，鳞茎上新生的叶鞘向内抱合成白绿色、圆筒

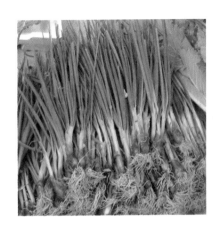

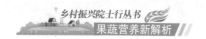
形、直立的假茎；叶深绿色，锥形，管状中空，先端尖，具少量蜡粉；花黄白色或紫红色，两性，伞形头状花序；种子黑色，多棱形或近球形。以茎叶（含鳞茎）为主要食用部分，也有药用价值，单株重 80 克以上。

内在品质：口感柔和、味道馨香。富含糖类、维生素（8 种以上）、膳食纤维、矿物质（9 种以上）、大蒜素、类黄酮等生理活性物质，尤其是总糖、可溶性膳食纤维、维生素 C、钾、含量高，大蒜素含量较高，脂肪含量特低。也含有一定的蛋白质、前列腺素 A、磷、钙、镁以及硫醇等化合物，还含有微量的 B 族维生素、维生素 E、维生素 K、胡萝卜素、槲皮素、葡萄糖苷和钠、铁、锶、锌、锰、铜等矿物质。具有抗氧化、清除自由基、维持胰岛素分泌与血管弹性、刺激汗腺与胃消化液分泌、抑制皮肤真菌与大肠杆菌等病原菌滋生、行气消肿等功能。

食用方法：掺荤烩炒、煲豆腐，可作佐料，也可生食。

食疗价值：味辛甘、性温，入肺、脾胃经。具有通阳驱寒、散肿解毒、杀虫抑菌、降压减脂、下气消胀等功效。对肺虚、腹满胀气、食欲不振、小便不利、水肿、肿毒等有治疗或缓解作用，对高血压、高血脂、下肢冰凉有改善作用。

温馨提示：挑选火葱当以叶色深绿、无折断、假茎粗壮、根部无枯萎或腐烂的为宜。火葱含大蒜素及挥发性油等刺激性物质，狐臭与眼疾患者慎食。

第六节　根　菜　类

肉质根类

1. 樱桃萝卜

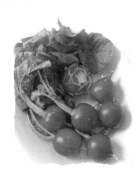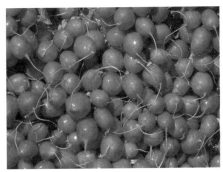

品种特征：樱桃萝卜又名迷你萝卜，为十字花科一二年生草本植物。根为直根系，主根肉质根，须根分布在土壤浅层（须根由胚芽的下胚轴发育而成，肉质根为上胚轴膨大而成），肉质根圆球形或扁圆球形，外皮红色，肉质白色；茎为短缩茎，向下着生肉质根和须根，向上丛生叶柄和莲座叶；叶绿色，互生，叶形为板叶（具叶耳），叶缘有波纹，叶背具茸毛，叶柄绿色或紫红色，叶柄较长；花白色，两性（自花不结实），十字形，复总状花序，花茎圆条形，顶端具多个分花轴；种子浅褐色，不规则圆球形，粒小。以肉质根为主要食用部分，叶也可食用，肉质根单重 25 克左右。

内在品质：质地微甜、脆嫩爽口。富含氨基酸、维生素、矿物质、硫化物、木质素、芥子油、淀粉酶等多种活性物质，尤其是钾、硫化物含量高，维生素 C、钠、铁含量较高（维生素 C 含量为普通蔬菜的 3 倍以上），脂肪含量低。也含有一定的蛋白质、总糖（特别是葡萄糖）、维生素 A、膳食纤维、磷、钙、镁、铁、锌、胆碱等物质，还含有微量的维生素 B_1、烟酸、维生素 B_2、胡萝卜素、锰、铜、硒等。具有提高机体免疫力、抗氧化、促进胃肠蠕动、降解体内亚硝酸盐、防止动脉硬化、防止皮肤衰老与黑色素形成等功能。

食用方法：以蘸酱生食为主，也可炒食、煲汤、腌制，或捣汁做饮品。

食疗价值：味甘、性凉，入肺、脾胃经。具有生津化痰、理气止咳、健胃消食、止泻利尿、散瘀消炎、除烦渴、降色斑等功效。尤其是对便秘人群疗效显著，对感冒、咳嗽、呕吐、食积、口腔溃疡、动脉硬化、尿等待有辅助治疗作用，对皮肤粗糙有缓解作用，生食还有防癌作用。另外，萝卜缨炒食有去油腻的效果。

温馨提示：挑选樱桃萝卜当以肉质根皮色鲜红、球形、无斑迹的为宜。樱桃萝卜性凉且有理气破气之作用，脾胃虚寒所致的胃溃疡、慢性胃炎患者少食，也不能与人参同食（人参补气，同食会降低药效）。

2. 绿皮萝卜

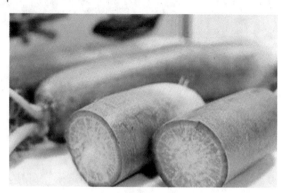

形态特征：绿皮萝卜主要有卫青萝卜、心里美萝卜等品种，为十字花科一二年生草本植物。根为主根系，须根少，肉质根外皮翠绿色（末端稍显乳白），肉质翠绿（卫青萝卜）或紫红（心里美萝卜），长圆筒形（卫青萝卜）或短圆筒形（心里美萝卜），皮薄；茎为短缩茎，浅绿色，其上着生子叶和真叶；叶绿色，对生，叶形为板叶或花叶（板叶味甜，花叶微辣），具叶柄；花茎圆条形、浅绿色，花白色、十字形，总状花序；种子褐色、不规则方圆形。以肉质根为主要食用部分，种子可入药，肉质根单重 400 ～ 600 克。

内在品质：质地致密、营养丰富。生食质脆味甜、熟食口感柔和。富含糖类、维生素、矿物质、芥子油、木质素、淀粉酶等活性物质，尤其是维生素 C、钾含量高（维生素 C 含量为苹果、梨等水果的 8 倍以上，但与白萝卜相比，维生素 C 仅为其含量的 70%），总糖、钠、钙和淀粉酶含量较高（所有绿皮萝卜的糖含量均高出白萝卜的 30% 以上，钙含量也高于白萝卜），脂肪含量较低。也含有一定的蛋白质、膳食纤维、磷、铁、锌、芥子油、木质素，以及微量的维生素 B_1、维生素 B_2、维生素 E、维生素 A、胡萝卜素、锰、铜、硒等。有增强机体免疫力、抗氧化、促进胃肠蠕动与伤口愈合、阻断亚硝酸盐形成、促进皮肤细胞修复、防止脂肪与毒素堆积等功能。绿皮萝卜是冬季养生的佳品，也有"水果萝卜"之美称。

食用方法：生食、煮食、荤炒、煲汤、做馅，加工腌制或干制。

食疗价值：味甘辛、性凉，入肺、胃经。具有理气健胃、润肺化痰、软化血管、调节血压、消食通便、利尿通淋、减肥美容等功效。对便秘有治疗作用，对感冒、咳喘、消化不良有缓解作用，对皮肤粗糙有改善作用，对流感、脑膜炎、白喉等传染性疾病和胆结石、高胆固醇、心脑血管疾病以及肿瘤有预防作用。

温馨提示：挑选绿皮萝卜当以外皮翠绿、筒形较直、表面光滑、无须根、无黑斑的为宜。绿皮萝卜性寒凉，脾胃虚寒、甲状腺肿大、易流产和子宫脱垂者应少食。绿皮萝卜也有破气的作用，不能与补气的人参同食。

3. 紫胡萝卜

形态特征：紫胡萝卜又名紫皮胡萝卜、紫色胡萝卜等，为伞形科二年生草本植物。根为直根系，根系发达，主根为肉质根，须根分布浅，肉质根长圆锥形，外皮蓝紫色，肉质黄白带紫（外径紫色、内心黄白色）；茎为短缩茎，向下着生肉质根与须根，向上丛生叶柄与叶簇；叶紫绿色，披针形，具裂刻并密生茸毛，三出羽状复叶，叶柄长；花淡红色，花茎分生多个花枝，具硬毛，复伞形花序；种子褐色，长扁形（两头尖），外裹浅紫色毛刺，种胚常发育不良。以肉质根为主要食用部分，肉质根单重 300 克左右。

内在品质：肉质细腻、甘甜爽口。富含氨基酸（9 种以上）、糖类、维生素、花青素、膳食纤维等，尤其是维生素 A、花青素、总糖（特别是葡萄糖、蔗糖）、钾、镁、钙、铁含量高（维生素 A 含量高出菠菜、番茄、莴苣 1.5 倍以上，还高出花椰菜、甘蓝 9 倍以上；花青素含量一般高于深色蔬菜，钾、镁、钙、铁含量高于浅色水果），脂肪含量特低。也含有一定的丙氨酸、维生素 B_1、维生素C、果胶、钠、木质素、槲皮素等生理活性物质，还含有微量的蛋白质、山奈酚等。具有提高机体免疫功能、抗氧化、促进肾上腺素分泌、调节肝功能与渗透压、软化血管、避免胆固醇沉积、促进血红细胞增殖、减少皮下脂肪、增强骨密度、保持皮肤弹性、防止皮层鳞状细胞病变、加速胃肠蠕动等功能。

食用方法：生食、炒食、煮食、烧食或腌制，还可榨汁做饮品。

食疗价值：味甘、性温，入肺、肝、胃经。具有清肝护目、调肺生津、醒脑消渴、下气和胃、止咳祛痰、利膈宽肠、扩管润骨、护肤减脂、延缓衰老、淡化色斑等功效。尤其对呼吸道感染、夜盲症有很好的预防作用，对痰多咳嗽、便秘、小儿软骨病有一定辅助治疗作用，对红眼病、眼睛干涩、视力疲劳、皮肤粗糙等有康复作用，对贫血有改善作用，对高血压、动脉硬化、高血脂、糖尿病、色斑有一定预防或抑制作用。

温馨提示：挑选紫胡萝卜当以肉质根基部（根部）稍钝、外皮蓝紫色、皮面光滑、无须根、无裂开的为宜。食用无禁忌。

4. 牛蒡

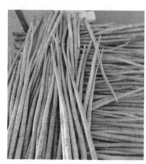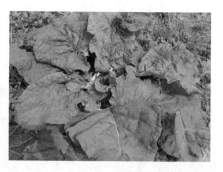

形态特征：牛蒡又名牛菜、大力子、东洋参等，为菊科二年生深根性草本植物。根为肉质根，黄褐色，圆柱形或纺锤形，外皮光滑；茎淡紫色，直立，具纵条棱，分枝力强；叶绿色或暗绿色，基生叶丛生、茎生叶互生，广卵形或心脏形，全缘或带波齿状，叶背具白色短茸毛；花淡红色，小管状，两性，头状花序或假伞房花序；果为瘦果，灰褐色，倒卵形或长卵圆形，具淡绿色刺毛；种子灰褐色或淡绿色，扁锥形。以肉质根为食用部分，嫩茎嫩叶也可食用，种子可入药。单果重150～200克，种子千粒重300克。

内在品质：质地致密、口感脆甜。牛蒡肉质根富含蛋白质、氨基酸、菊糖、胡萝卜素、膳食纤维以及钙、磷、铁等矿物质，尤其是蛋白质、胡萝卜素、菊糖、膳食纤维含量较高，其中胡萝卜素和钙含量高出一般蔬菜的 10 倍以上。也含有一定的烟酸、维生素 A 和微量的维生素 B_2、视黄酮。牛蒡种子营养也非常丰富，特别是蛋白质、糖类、胡萝卜素、维生素 C、钙、磷的含量超过肉质根的含量。牛蒡叶也含有一定的类似营养物质，但比肉质根的含量稍低。所以牛蒡全身是宝，可促进血液循环与胃肠蠕动，清除体内自由基，清理肠道、泌尿道毒素垃圾，抑制细胞变异与真菌繁殖，降低血糖与胆固醇含量，补肾壮阳，通便利尿。对动脉硬化、骨质疏松、高尿酸、高血糖、高胆固醇、热咳、咽痛、牙痛、斑疹、湿症、痔疮、便秘、真菌感染和性功能低下有预防与抑制作用。牛蒡种子入药还可治疗风热感冒、咽炎、牙龈肿痛、腮腺炎、荨麻疹、痈疮等，尤其对内热引起的咽痛、牙龈肿痛有显著疗效。

食用方法：炒食、蒸食、煲汤、腌制，干制成茶品，牛蒡叶除炒食、焯水凉拌外，还可做馅。

食疗价值：味微苦带甜、性凉，入肺、心经（种子还入肾、膀胱经）。具有散风除热、清瘀解毒、强肾固精、祛斑抑菌、通便利尿、降血糖、降胆固醇、降尿酸等功能。尤其对尿毒症、癌症、男性性功能低下有辅助治疗作用，也是糖尿病患者的首选食材，享有"蔬菜之王"美誉。

温馨提示：挑选牛蒡当以形条正、肉质紧密的为宜。皮肤过敏人群不宜食用。

二　块根类

1. 葛根

形态特征：葛根又名甘葛、葛条等，为豆科多年生草质藤本植物。根为块状，外皮土黄色，圆柱形，根系发达入土深；茎绿色、粗壮，分枝力强，基部木质化；叶绿色，卵圆形先端尖，三出复叶；花为蝶形花，淡紫色或蓝紫色，总状花序；种子椭圆形，褐色，具条状花斑。以块根为食用部分，是典型的药食两用植物，单块根重 3 ～ 5 千克，最大块根重高达 50 千克。

内在品质：皮厚肉白、口感黏滑。富含淀粉、氨基酸、膳食纤维、矿物质和异黄酮等生理活性物质，尤其是糖类、膳食纤维、葛根素、钾、钙、镁含量高。也含有一定的蛋白质、脂肪、大豆苷、磷，以及微量的烟酸、铁、锌、铜、硒。具有散热发表、清除自由基、促进肝细胞再生、增加皮肤弹性、促进血液循环、加速胃肠蠕动、清理血管垃圾、延缓智力衰减、解酒毒、解耳聋等功能。"北有人参、南有葛根"，葛根素有"亚洲人参"之美称。

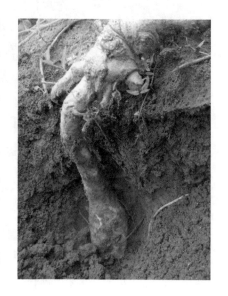

食用方法：煲汤、熬粥，还可加工成粉、片冲泡做饮品。

食疗价值：味甘辛、性凉，入脾胃经。具有生津消渴、透疹退热、补气升阳、止泻解酒、益智养颜、壮腰固精、助消化、降血压、调血脂、解耳聋、抗肿瘤的作用。

温馨提示：挑选葛根当以外皮土黄粗壮、根条长柱形、横切面有同心环层的为正品。挑选葛根粉当以粉色微黄（似藕粉）、口感微酸、在保质期内的为宜。葛根性凉，体虚寒重、呕吐者慎用。

2. 紫薯

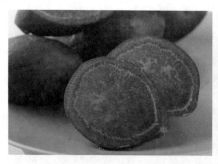 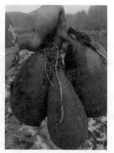

形态特征：紫薯又名紫番薯、紫苕、黑薯，主要品种有泰紫薯1号等，为旋花科一年生草本植物。根为直根系，根系发达、分布广，薯块由变态根膨大为块根而成，薯块纺锤形，外皮紫红，肉质玫瑰色；茎紫绿色，不规则圆条形具棱角，匍匐生长，分枝力强，茎节间易萌发不定根；叶绿色或紫绿色，心形

先端尖或基部宽的长三角形，叶柄紫红直短；花单生，两性，淡紫色或紫白色，聚伞形花序；果实为扁圆形蒴果，内含坚硬且具蜡质的种子2～4粒。以薯块为主要食用部分，茎叶也可食用，单个薯块重180克左右。

内在品质：熟食肉质粉糯、酥香可口，生食肉质致密、口感脆甘。富含蛋白质、氨基酸（18种）、糖类、维生素（10种以上）、花青素、膳食纤维、矿物质以及花色苷等活性物质，尤其是花青素、维生素E、铁含量高（花青素含量为薯类的10倍，维生素E含量为普通薯的2倍以上），黏蛋白、绿原酸、磷含量较高，钠含量特低。也含有一定的类胡萝卜素、维生素C以及钾、钙、锌、锰、铜、硒等矿物质（锌、硒含量为甘薯的3倍以上）和氧化酶。具有提高机体免疫力、抗氧化、强力清除自由基、调节酸碱平衡、增强骨密度、促进胃肠蠕动与重金属排泄、修复心肌功能、延缓脑神经衰老、预防毛细血管阻塞、抑制血小板聚集、防止雀斑形成、改善皮肤和黏膜上皮细胞、抑制低密度蛋白氧化、防止细胞突变等功能。紫薯有"花青素大王"和"抗癌大王"之美称。

食用方法：以蒸食、煮食为主，也可加工成馅饼或粉条，青壮年健康人群还可生食。

食疗价值：味甘、性平，入胃、肝、大肠经。具有健脾清胃、护肝护心、强肾壮骨、补血活血、减肥养颜、改善视力、排毒通便等功效。对心脑血管疾病、肝癌、肺癌有预防作用，对便秘有疏通作用，对肥胖、骨质疏松和视力下降有调理作用，对阿尔茨海默病、皮肤衰老有延缓作用，对疲劳、紫癜有消散作用。

温馨提示：挑选紫薯当以薯块紫红色、条形匀称或长纺锤形、表皮光滑无芽眼、无黑斑、无霉味的为宜。紫薯富含氧化酶，多食易引起胀气打屁，食积气滞者慎食。紫薯升糖指数高，糖尿病者不宜当主食吃。紫薯质地致密，老年人或胃功能低下者不宜生食。

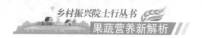

第七节　花　菜　类

1. 西蓝花

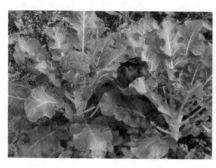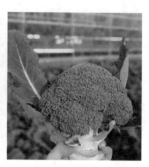

形态特征：西蓝花又名青花菜、绿花菜等，为十字花科甘蓝的一个变种，一二年生草本植物。根为须根系，主根不发达，侧根多且分布浅；茎为肉质茎（较短缩），绿色，圆柱形；叶蓝绿色具蜡粉，披针形（基生叶圆形），叶缘波状有裂刻；花黄色（花蕾蓝绿色），十字形（花蕾花簇球形），总状花序；种子褐色，球形，粒小。以花球和嫩茎为主要食用部分，一般单球重 400 克以上。

内在品质：茎脆蕾嫩、口感软绵。富含蛋白质、维生素、膳食纤维、矿物质以及类黄酮等活性物质，综合营养价值位居蔬菜前列，尤其是胡萝卜素、维生素 K、类黄酮、萝卜硫素含量高（胡萝卜素的含量是胡萝卜的 2 倍），蛋白质、维生素 C、膳食纤维含量较高（蛋白质为普通花椰菜的 2～3 倍），脂肪含量特低。也含有一定的糖类、维生素 A、磷、钙、钠、镁、钾、铁、吲哚和硫代葡萄糖苷衍生物等，以及微量的维生素 E、烟酸、维生素 B_2、维生素 B_1、锌、硒、铜、锰等。具有抗氧化、清除自由基、提高免疫力、增强血管韧性、活化肝脏解毒酶、防止血小板凝结、防止胆固醇被氧化、减少葡萄糖的吸收、降低心脑血管疾病发生风险、降低人体内雌性激素水平、防止感染、抗肿瘤、抑制黑色素形成等功能。西蓝花有"抗癌高手"与"血管清理剂"之美称。

食用方法：素炒、焯水凉拌、烧食。

食疗价值：味甘、性平，入肝、肾、脾胃经。具有益智提神、疏肝活血、补脾养精、健胃消食、护眼护肤、褪斑美容、防止血小板聚集、稳糖、排毒、防感染、防癌变等功效。对心脑血管疾病、胃肠功能紊乱、耳鸣健忘、视力模糊、紫癜、色斑、口腔炎症、女性乳腺增生、男性遗精等有改善作用，对胃癌、肠癌、口腔癌、喉癌、乳腺癌、膀胱癌等8种癌症有预防作用。

温馨提示：挑选西蓝花当以花蕾颜色蓝绿不泛黄、花茎短、花球无塌陷的为佳品。西蓝花有降低雌性激素的作用，生殖系统若处于亚健康状态的女性应慎食。

2. 西蓝薹

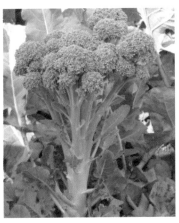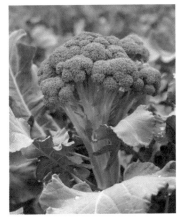

形态特征：西蓝薹又名小西蓝花、青花笋等，为十字花科西蓝花与芥蓝杂交选育而成的一种新型绿色蔬菜品种，一二年生草本植物。株型高大，生长势旺，根为须根系，根系发达；茎深绿色，粗壮，扁圆柱形，皮薄；叶绿色，互生，阔披针形或长披针形，蜡粉少，叶柄狭长；花蕾蓝绿色，顶生群生，群蕾为圆球形；种子圆球形，黑褐色，粒小。以嫩薹茎和花蕾为主要食用部分，单薹重35克左右。

内在品质：肉质肥嫩、口感香甜。富含蛋白质、花青素、维生素、矿物质和萝卜硫素等营养成分和多种吲哚衍生物，尤其是维生素A、维生素C、花青素、铁、硒含量高（每100克西蓝薹中维生素A含量达93毫克，维生素C含量达81.1毫克，铁含量达111毫克，硒含量达700微克），蛋白质、胡萝卜素、钙、磷含量较高（每100克西蓝薹中蛋白质含量达4克，胡萝卜素含量达560

微克，钙含量达 57 毫克，磷含量达 72 毫克），脂肪含量特别低（每 100 克西蓝薹中含 0.4 克），不含胆固醇。也含有一定的维生素 E（每 100 克西蓝薹中含 1.7 毫克）、膳食纤维（每 100 克西蓝薹中含 1 克）、钠（每 100 克西蓝薹中含 18.8 毫克）、钾（每 100 克西蓝薹中含 17 毫克）、锌（每 100 克西蓝薹中含 780 微克），以及微量的锰、铜。维生素总量是甘蓝的 2 倍、大白菜和番茄的 4 倍以上、芹菜的 10 倍以上，维生素 A 含量是白花椰菜的 100 倍。特别值得注意的是，研究发现西蓝薹中萝卜硫素等抗癌物质的含量比西蓝花高出 10 倍。具有抗氧化、清除自由基、防止细胞癌变、促进胃肠蠕动、增强皮肤弹性、调节内分泌、降低雌性激素水平、保护视力等功能。西蓝薹享有"黄金青花笋"与"蔬菜皇冠"之美称。

食用方法：西蓝薹整个花薹花蕾均可食用，可熟食也可生食，白灼、凉拌、做沙拉、素炒、荤炒、红烧、煲汤等。其色绿翠美，既比西蓝花甜脆可口，又比芥蓝香甜，没有芥蓝的青涩味道。

食疗价值：味甘、性平，入肾、脾胃经。具有提高机体免疫力、调节内分泌、益智健脑、强肾填精、补脾健胃、护眼护肤、助消化、防癌等功效。对肾虚耳鸣、慢性肠胃病、眼干燥症、皮肤粗糙、男性前列腺增生、女性乳腺增生、小儿发育迟缓、老人健忘症等有康复作用，对肠癌、前列腺癌、乳腺癌等癌症有预防作用。

温馨提示：挑选西蓝薹当以花蕾颜色蓝绿不泛黄、花茎脆嫩（10 厘米以内）、花球无塌陷的为佳品。泌尿与生殖系统若处于亚健康状态的女性以及性冷的已婚未育的女性不宜多食。

3. 金针菜

形态特征：金针菜又名黄花菜、柠檬萱草、忘忧草等，为百合科萱草属多年生草本植物。根为肉质根，簇生，纺锤形；茎为短缩茎，上部由叶鞘抱合成黄绿色假茎（花茎圆条形，自叶腋抽出）；叶绿色，全缘，长披针形（基生叶带状），叶背叶脉明显突起；花金黄色或橙红色，漏斗形（花苞长圆锥形或香蕉形）；种子黑色，不规则球形。以花苞

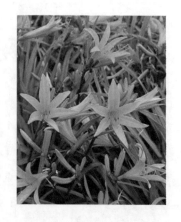

为食用部分，单花苞鲜重 2 克左右。

内在品质：炒食质脆、汤用滑软。富含蛋白质、氨基酸、糖类、膳食纤维、矿物质，尤其是蛋白质、总糖、胡萝卜素、钾、钙、磷含量高（蛋白质含量为普通蔬菜的 2 ～ 3 倍，胡萝卜素含量为番茄的 3 倍以上），维生素 C、卵磷脂（其他脂肪含量较低）、膳食纤维、镁、铁、锌、黄酮苷含量较高。也含有一定的维生素 E、烟酸、钠、天门冬素、秋水仙碱等物质，以及微量的维生素 B_2、维生素 B_1、维生素 A、锰、铜、硒。具有提高人体免疫力与脑细胞的活性、促进血液循环、增加骨密度、调节体内酸碱平衡、加速皮肤细胞代谢与大便排泄、降低血清胆固醇的含量、防止血管垃圾沉淀、防止细胞癌变等功能。

食用方法：干制泡发荤炒，可作汤料，不可鲜食（因含有较多的生物碱，鲜食有毒）。

食疗价值：味甘、性凉，入肝、心经。具有益智健脑、明目安神、凉血止血、清热消炎、利湿消食、润肤美容、固齿、抗衰老、降血压、降低癌症发生概率等功效。对 2 型糖尿病、牙齿不坚、大便带血、小便不通、乳汁不出、肤色暗沉、骨病、吐血、失眠、动脉粥样硬化引起的脑梗死等有较好的辅助治疗或康复作用，尤其是可作为哺乳期女性的调补品。

温馨提示：挑选金针菜当以条形直、色泽金黄、有香味、无刺激性气味或霉味、手抓不成团的为上品。金针菜性凉，胃寒、哮喘者不宜多食。新鲜金针菜富含秋水仙碱，鲜食易引起食物中毒。

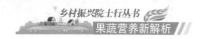

第八节　芽　菜　类

1. 香椿芽

形态特征：香椿芽又名春芽等，为楝科香椿属多年生森林蔬菜。香椿芽分树干芽和种子催生的苗芽两种。树干芽芽茎圆柱形，紫绿色或浅棕红色；叶为披针形偶数羽状复叶，具香味，芽心叶嫩，叶柄短。种苗芽根白色，细紧，幼茎（胚轴）白色，圆条形；子叶浅黄色，圆形。树干芽以茎长 10 ～ 15 厘米的嫩芽叶为食用部位，单体重 15 ～ 20 克；种苗芽全草均可食用，一般单体重不到 1 克。

内在品质：芽茎鲜嫩、香味绵长。富含蛋白质、氨基酸、维生素、膳食纤维、矿物质、黄酮、生物碱、性激素等物质，尤其是维生素 C、钾、钙、磷含量高，总糖、B 族维生素、镁含量较高（B 族维生素含量位居蔬菜前列），脂肪含量特低，不含胆固醇。也含有一定的蛋白质、钠、铁、锌、多酚类氧化物质，以及微量的维生素 A、维生素 E、烟酸、胡萝卜素、锰、硒、铜等。具有提高机体免疫力、舒筋活络、润滑肌肤、抑制肺炎球菌和大肠杆菌、促进食欲、杀虫等功能。

食用方法：树干芽焯水凉拌、炒鸡蛋，种苗芽生食。

食疗价值：味苦、性凉，入肺、脾胃、大肠经。具有醒脾理气、护肺开胃、补肾生发、壮阳固精、润肤明目、清热解毒、消炎止痛、涩血止痢、杀虫、抑菌透疹、抗衰老、抗肿瘤等功效。对伤风感冒、肠炎痢疾、泌尿感染、肠道蛔虫、皮肤疮癣、男性阳痿滑精、美容、小儿麻疹不出等有辅助治疗或康复作用。

温馨提示：挑选香椿树干芽当以茎鲜嫩、心叶抽生、幼叶紫红或淡黄、香味浓的为上品，挑选种苗芽以洁白、种皮 80% ～ 90% 脱出、具淡香味的为宜。香椿为发物，疑难杂症患者应少食。

2. 绿豆芽

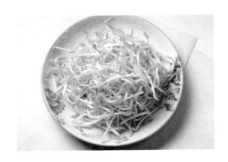

形态特征：绿豆芽为豆科植物绿豆的种子在无土栽培的环境下，经人工播种催芽或工厂化育苗而形成的芽菜。根白色，浅短；幼茎（胚轴）白色，圆柱形；子叶黄绿色，稍展。以假茎（上胚轴）、嫩芽为食，单体芽重 3 克左右。

内在品质：茎芽柔嫩、口感脆甜。富含蛋白质、维生素、矿物质等，尤其是维生素 A、维生素 C、维生素 B_2、磷含量高，也含有少量的脂肪、胡萝卜素、烟酸、膳食纤维、锌等。具有促进肝脏排毒、行气利水、促进胃肠蠕动、改善视力等功能。

食用方法：焯水凉拌，炒食，也可作火锅底料。

食疗价值：味甘、性寒，入心、胃经。具有清热解毒、疏肝健脾、美容减肥、和胃润燥、通二便、解酒毒之功效。对喉干舌燥、眼睛胀痛、夜盲症、皮肤粗糙、口角炎、醉酒、大便燥结、小便迟缓等有较好的缓解作用。

温馨提示：绿豆芽在生产过程中虽然不用化肥、农药，但会使用激素促进上胚轴、抑制下胚轴（根）生长，挑选绿豆芽当以根部有须根（无须根或根特别短粗证明使用过激素）、幼茎乳白、芽帽出脱、子叶半开展、长度 10 厘米以内的为上品。豆芽性寒并含有嘌呤，痛风、胃肠功能紊乱者少食。

3. 萝卜芽

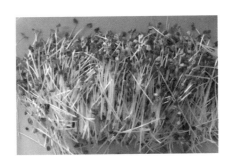

形态特征：萝卜芽又名萝卜芽苗菜，为十字花科红萝卜或白萝卜的种子经浸种、催芽、初长而成。在无土栽培的环境下，挑选千粒重达到 15 克以上的萝卜种子，浸种后播种在装有营养基质的育苗盘上培育或工厂化育苗而形成的芽菜。根浅白色，纤细；幼茎绿白色，圆条形；子叶黄绿色，半展。以假茎和芽叶为食用部分，单棵芽菜重 ≤ 2 克。

内在品质：生食清香，熟食味苦。富含蛋白质、糖类、维生素、矿物质、硫代葡萄糖苷、木质素等，特别是维生素 A、维生素 C、萝卜硫素和钙含量高，维生素 B_1、维生素 B_2、铁和木质素含量较高。也含有一定的葡萄糖、维生素 E、膳食纤维、淀粉酶和微量的锌。具有提高人体免疫力、增强血管弹性、加快胃肠蠕动、降低呼吸系统与眼部疾病风险等功能。萝卜芽是长寿之国日本的超市抢手货。

食用方法：以生食为主，炒食苦味重。生食、做沙拉、糖醋凉拌等。

食疗价值：味辛甘、性平，入脾胃、肝经。具有养脾和胃、护眼通血、降气化痰、降脂减肥、利胆润肠、抑菌、助消化、降低患癌风险等功效。对食欲不振、消化不良、心脑血管疾病、呼吸道疾病、眼部疾病、便秘等有缓解作用，对肿瘤发生有预防作用。

温馨提示：挑选萝卜芽当以芽长 13 厘米、假茎绿白、芽叶绿色初展、心叶初现的为宜。萝卜芽有行气下气的作用，肺气虚、肾虚者慎食。

4. 花生芽

形态特征：花生芽又名长寿芽，为豆科植物花生的种子萌动后经无土栽培而形成的幼芽。根为胚根，须根少；幼茎（胚轴）黄白、粗壮，长筒形（15 厘米以内）；芽叶（子叶）半肾形，浅棕色，种皮稍脱帽。以幼茎、幼芽为食用部分，单芽茎重 25 克左右。

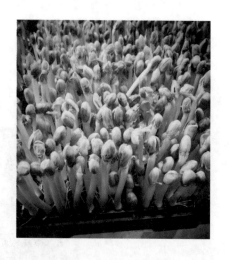

内在品质：肉质肥厚、口感脆甜。富含蛋白质、氨基酸、脂肪、糖类、维生素、

膳食纤维、矿物质等生理活性物质，尤其是蛋白质、脂肪、脯氨酸、谷氨酸、天门冬氨酸、精氨酸、总糖、维生素 C、钾、钙、铁和白藜芦醇含量高（蛋白质与不饱和脂肪含量位居蔬菜前列，白藜芦醇含量为花生籽的 4 倍以上，精氨酸含量高出花生籽 6 倍以上，且分解的产物瓜氨酸是血管供氧的重要来源），油酸、花生多肽含量较高（花生多肽为花生籽的 1 倍以上）。也含有一定的叶酸、维生素 B_1、维生素 B_{12}、维生素 E、磷、锌，以及微量的烟酸、维生素 D、硒等。具有提高机体免疫力、抗氧化、清除自由基、防衰老、营养神经、生血生乳、促进胃肠蠕动、降低胆固醇等功能。

食用方法：爆炒、凉拌，也可作火锅底料。

食疗价值：味甘、性平，入肝、肺、脾胃经。具有润肺调气、健脾和胃、养血活血、滋润皮肤、清咽消肿、通乳止疟、改善心脑血管疾病、降低高血压和胆固醇含量、防止肿瘤发生等功效。对心脑血管疾病、喉咙肿痛、神经痛、腹胀食积、乳汁不通、疟疾、便秘等有缓解作用，对肿瘤发生有预防作用。

温馨提示：挑选花生芽当以芽茎黄白肥粗、胚根较短、种皮脱出芽叶一半以上的为宜。花生芽含有高脂肪，腹泻、高血脂和高尿酸人群应少食。

5. 西蓝花芽苗菜

形态特征：西蓝花芽苗菜是由西蓝花专用种子在无土栽培的过程中长成的西蓝花小苗，属于芽菜类的一种。西蓝花芽苗菜是尚未完全绿化前的西蓝花苗，根及初生幼茎（上胚轴）乳白色，主茎黄绿色、直立、细长，子叶翠绿色，吃起来带有一点萝卜的清香辣味。西蓝花芽苗菜在生产过程中没有农药、化肥、除草剂的污染，培育方法是将西蓝花种子播种在装有 10 厘米厚基质的专用芽苗菜盘里，播后喷足水分，保持温度在 20 ～ 25℃、湿度在 70% 以上，在非直射阳光的条件下，经过 7 天左右长到 5 ～ 6 厘米就可以收获了。全芽苗均可食用，单芽苗菜重 3 克左右。

内在品质：生食肉质脆嫩、熟食口感清香。富含的营养物质除西蓝花含有的粗蛋白、氨基酸、维生素以及钙、钾、镁等多种矿物质外，其维生素 C、维生素 E、β- 胡萝卜素、萝卜硫素等营养成分更高，综合营养成分比一般蔬菜高出 10 倍以上。尤其是萝卜硫素含量高，是西蓝花的 20 ～ 50 倍。西蓝花芽苗菜富含的萝卜硫素可作为催化剂，提高人体内的解毒酶活性，引发持续的抗氧化作用至少 72 小时，抗氧化活性比维生素 C、维生素 E 和 β- 胡萝卜素更强，并助推这些维生素发挥最佳功效。西蓝花芽苗菜是一种既安全又营养的食物，具有抗氧化、增强机体免疫力、促进新陈代谢、帮助提升肝脏解毒能力、加速体内毒素排出、防止堆积脂肪和抗癌等功能。

食用方法：西蓝花芽苗菜食用方法很多，可熟食也可生食，色泽翠绿、肉质肥嫩、制作方法简单。生食能最大限度地保留食物中的活性物质。可制作芽苗菜沙拉、芽苗菜养生汁、芽苗菜鸡蛋汤等。

食疗价值：味甘辛、性平，入肾、脾胃经。具有排毒解毒、益智健脑、强肾填精、补脾健胃、降脂减肥、保肝防癌等功效。对脾胃功能低下、肝肾虚弱、肥胖人群有保健作用，若生活压力比较大的人群和经常处于亚健康状态的人群经常食用，可改善人体的亚健康状态，减少癌症的发生概率。

温馨提示：挑选西蓝花芽苗菜当以幼茎绿白细长（13 厘米左右）、叶芽芽色初绿、心叶未展的为宜。

6. 红秋葵芽

形态特征：红秋葵芽又名秋葵芽、黄秋葵芽苗菜，为锦葵科一年生草本植物黄秋葵的一个变种红秋葵种子经无土栽培（或工厂化基质栽培育苗）而生成的幼芽嫩茎（黄秋葵分绿秋葵和红秋葵两种）。根为胚根，主根略长，须根少；嫩茎（胚轴）红底带白霜，圆柱形；芽叶（子叶）淡紫色、卵圆形，芽心叶狭披针形，真叶掌状指形。以嫩茎芽为主要食用部分（成株的花和种子有较高的药用价值），单株芽菜重 15 克左右。

内在品质：生食肉质肥嫩、熟食口感滑爽。红秋葵芽的营养价值在秋葵芽中最高，除含有绿秋葵所富含的高蛋白（特别是黏蛋白）、聚糖、果胶、维生素 A、维生素 C 和钾等外，还富含花青素。具有抗氧化、清除自由基、保护视力、保护胃黏膜、保持皮肤弹性、恢复体力等功能。红秋葵芽被称为新潮保健蔬菜。

食用方法：特别适合凉拌生食（不破坏花青素），也可素炒，还可作汤料。

食疗价值：味甘淡、性寒，入肾、胃、膀胱经。具有护胃养胃、护肝护眼、强肾健体、安神利咽、润便通淋、护肤调经、减脂下乳、解疲劳等功效。对胃炎、胃溃疡、便秘、皮肤粗糙、睡眠不好、心脑血管疾病等有辅助康复作用，对白内障有延缓病程恶化作用，对运动后疲乏的人群有较快的恢复作用，对男性阳痿、女性月经不调和产后乳汁不通也有改善作用，对肠癌发生有一定预防作用。

温馨提示：挑选红秋葵芽当以嫩茎芽淡红、芽心叶初露、胚根较短、芽长15厘米以内的为宜。因秋葵性寒，并含有草酸，腹泻和结石人群不宜多食。

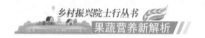

第九节　野菜类

1. 野韭

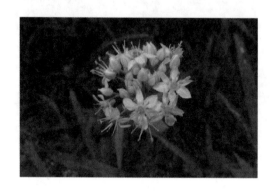

形态特征：野韭学名野韭菜，又名起阳草等，为百合科葱属多年生野生草本植物。根为须根系，弦状，分布浅，无主根；茎为短缩鳞状茎，茎白色（薹茎绿色实心），凸圆形；叶为绿色，条形，中脉明显；花白色，披针形或三角条形，花茎圆柱形，球状伞形花序；种子黑色。以茎叶为食用部分，单株重12克左右。

内在品质：鳞茎洁白、肉质浓香。野韭富含蛋白质、维生素C、维生素B_1、维生素B_2、膳食纤维、脂肪和多种矿物质。尤以胡萝卜素、维生素总量和钙含量高，铁含量较高，糖类、脂肪含量较低。也含有一定的胡萝卜素、草酸、磷以及微量的烟酸。具有调理脏腑、促进血液循环与胃肠蠕动、理气降逆等功能。

食用方法：野韭炒鸡蛋或肉，做馅。

食疗价值：味辛、性温，入肾、脾胃、大肠经。具有温中行气、散瘀祛湿、补肾壮阳、凉血解毒、健胃润肠、提神收肛、通便利尿等功效。对腰膝酸痛、肾虚阳痿、噎膈反胃、痔漏脱肛、燥热便秘有辅助康复作用，野韭捣碎外敷还有快速消肿止痛的作用。

温馨提示：挑选野韭当以茎白色粗壮、基部圆球大、管叶嫩绿未萎蔫的为宜。野韭含有较多的钙和草酸，结石人群应少食。

2. 苜蓿菜

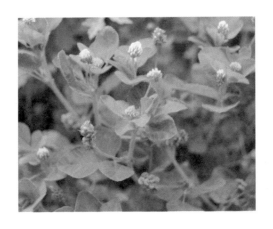

形态特征：苜蓿菜又名木心菜、草头、金花菜等，为豆科多年生野生草本植物。根系发达，主根深，侧根浅；茎绿色，直立或匍匐斜生，长条形，光滑，分枝力特强；叶绿色，卵圆形，三出羽状复叶；花黄色，总状花序；种子黄色或淡黄褐色，肾形，具光泽。以嫩茎叶为主要食用部分，嫩芽茎单重大于1克。

内在品质：茎韧叶嫩、口感清新。富含粗蛋白、氨基酸、维生素、矿物质以及苜蓿素等生理活性物质，尤其是粗蛋白、苯丙氨酸、缬氨酸、维生素C、粗纤维、钙、钾、铁含量高。也含有一定的亮氨酸、苏氨酸、蛋氨酸、赖氨酸、维生素A、维生素E、维生素K、B族维生素（特别是烟酸）、磷、硫和苜蓿酚等物质，以及微量的组氨酸、色氨酸、钠、氯、锌、锰、硒等。具有推动血红蛋白再造、增加血液甲状腺素含量、增强骨密度、促进胃肠蠕动、调节酸碱平衡、抑制金黄色葡萄球菌和链球菌滋生等功能。

食用方法：清炒、凉拌，榨汁做药剂。

食疗价值：味甘（微苦）、性凉，入肾、胃、肠经。具有滋肾壮骨、健脾下气、护肝明目、泻火排毒、杀菌消炎、止咳平喘、降压减脂、止血稳血、利尿消肿、清肠通便、排石消疮等功效。对骨质疏松、视力模糊、龋齿口臭、腹胀食积、便秘便血、子宫流血、泌尿道感染、高血压、高血脂、高胆固醇、浮肿、痔疮、结石等有改善作用，对结肠癌有预防作用。

温馨提示：挑选苜蓿菜当以茎软、叶厚、尖梢嫩、手抓无刺感的为上品。

苜蓿菜除性凉外，还含有一部分不溶性粗纤维，因此脾胃虚寒者吃多易引起胃痛腹痛。

3. 襄荷笋

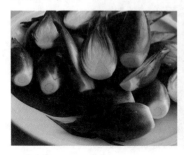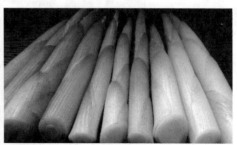

品种特征：襄荷笋又名阳荷、茗荷、野姜等，为姜科多年生草本植物嫩芽茎。植株根系发达，须根多；茎为根状茎，地下茎向上长出的紫红色嫩芽（出土部分绿色）由叶鞘包被呈竹笋状；叶绿色，互生，披针形；花为淡黄色或白色，两性，嫩花穗由3～4个紫红色鳞片互生呈卵圆形，穗状花序；种子黑色或暗褐色，被有白色或灰褐色假种皮。以嫩芽、嫩茎、花穗为食用部分，根花具有高药用价值，单芽茎重大于50克。

内在品质：鳞芽紫红、口感脆嫩。富含蛋白质、氨基酸、维生素、膳食纤维、矿物质等，尤其是蛋白质、膳食纤维含量高。也含有一定的芳香酯、维生素C、维生素A、花青素、锌、硒等。具有提高人体免疫力、增强气血运行、促进胃肠蠕动、抑菌消炎、稀释呼吸道分泌物、清理血管垃圾等功能。襄荷笋曾享有"亚洲人参"的美誉。

食用方法：爆炒、水煮凉拌、煲汤、泡制。

食疗价值：味辛淡（微苦）、性凉。具有镇咳化痰、行气活血、散瘀消肿、消炎止痛、解毒调经等功效。对感冒发热、痰多咳嗽、喉咙嘶哑、头晕眼花、目赤耳鸣、淋巴结核、局部瘙痒、疲倦乏力、心脑血管疾病、女性月经不调与痛经有缓解作用。但对湿热两盛、阴虚体质者不宜。

温馨提示：挑选襄荷笋当以芽茎嫩、颜色紫红、外皮较少的为宜。

4. 春笋

形态特征：竹笋分冬笋、春笋和夏笋 3 种，以春笋营养价值最全。春笋原名竹笋，又名竹萌、生笋、竹芽等，为禾本科的竹亚科多年生木本植物。竹笋一般生长在温和潮湿的山沟坡。春笋主要以毛竹、早竹等散生型竹种为主。根为须根系，分布比其他木本植物浅。竹茎分为地下茎和地上茎，地下茎（又称竹鞭）土黄色，圆柱形（内部组织不充实），横生，入土浅，具多个节，竹鞭结节处向下萌发鞭根，向上萌发粗短的竿基，竿基萌发主芽

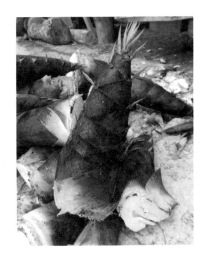

和若干侧芽，主芽形成母竹，母竹生长到壮年期（一般 2 ～ 3 年）时竹基开始萌发侧芽而形成绿白色、锥形、直立、具 3 ～ 5 个节隔的笋尖，笋身较纤细，笋肉由笋箨抱合。竹子的叶绿色，披针形，叶柄短；花紫红色（终生只开一次花，开花意味着衰老死亡）；种子颜色依品种而异，主要有褐色、绿色等。以竹笋嫩茎为主要食用部分，其组织柔嫩脆甜，春笋单嫩笋重 100 克左右。

内在品质：肉质脆嫩、口感清香。富含蛋白质、氨基酸（19 种以上）、维生素、膳食纤维、矿物质等，尤其是赖氨酸、色氨酸、苏氨酸、苯丙氨酸、优质蛋白、膳食纤维、钾含量高，脂肪和总糖含量低，钠含量特低，不含胆固醇。也含有一定的谷氨酸、胱氨酸、草酸、维生素 B_2、磷、钙、铁，以及微量的维生素 C、维生素 E、胡萝卜素、烟酸、维生素 B_1、镁、锌、锰、铜、硒等。具有促进胃肠蠕动、通经泻热、改善视力、减少脂肪堆积、维持血管弹性、收敛痰涎肛肠功能。

食用方法：焯水清炒、荤烧炒、炖煮、煲汤、腌制，切片干制后泡发红烧。

食疗价值：味甘（微苦）、性寒，入肝、肺、胃经。具有滋阴凉血、清热化痰、行气通脉、除烦明目、减肥透疹、消胀通便等功效。对热咳、流涎、脱肛、肥胖、视力模糊、大便燥结、小便不利、小儿麻疹不出等有辅助治疗作用，对高血脂、高血糖有缓解作用。

温馨提示：挑选春笋当以笋身嫩黄、节间不长、肉质白黄、长度 25 厘米

左右、指掐有印痕的为佳。春笋含有草酸，不能生食。

5. 四叶菜

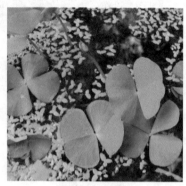 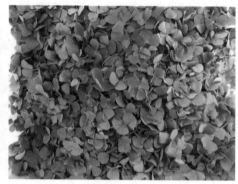

形态特征：四叶菜又名十字萍、铜钱菜、铜藓母子等，为蘋科多年生水生草本植物。一般生长在沼泽地、稻田间、沟边、浅水滩等。根为须根系，丛生，入泥浅，再生力强；茎为根状茎，绿色，匍匐横生，分枝力强，节间易萌发不定根；叶绿色，扇形（先端圆形），对生，全缘，四出复叶，十字形排列，叶面光滑，叶柄圆条细长，叶柄绿色或绿紫色；花紫色，花小，聚伞形花序；果实为孢子果（内藏孢子囊即菌种）。以嫩叶柄和叶为主要食用部分，全草可入药，嫩柄叶单重小于2克。

内在品质：口感清香滑腻、风味独特。富含蛋白质、糖类、维生素、膳食纤维、矿物质和皂苷等活性物质，尤其是纤维蛋白原、总糖、胡萝卜素、维生素C、B族维生素、膳食纤维含量高，磷、铁含量较高，脂肪含量特低，也含有一定的维生素K。具有调节人体免疫系统、加速血液中的胆固醇排泄、促进胃肠蠕动与胆汁分泌、抑制细菌和病毒滋生等功能。

食用方法：煲汤、清炒、焯水凉拌。

食疗价值：味甘咸、性寒，入肝、脾胃、膀胱经。具有健脾行气、开胃消食、除烦安神、清热解毒、抑菌消炎、清血止血、利水消肿、润肠通便、利湿退黄等功效。对风热感冒、喉咙肿痛、消化不良、高胆固醇、急性结膜炎、乳腺炎、热淋水肿、痈肿疮毒、月经不调、吐血尿血、毒蛇咬伤、黄疸疟疾等有较好的治疗或改善作用。

温馨提示：挑选四叶菜当以叶柄鲜嫩短粗（长度5厘米以内）、叶色浓绿肥厚、四叶均无黄萎的为上品。四叶菜性寒，腹痛腹泻者不可多食。

6. 莼菜

形态特征：莼菜又名马蹄菜、水莲、湖菜等，为莼菜科多年生水生草本植物。根为簇生的须根；茎为匍匐茎；叶色青绿（叶背紫色），互生，椭圆形，全缘，初生嫩叶卷曲；花黄色或暗红色。以嫩梢（嫩茎叶）为食用部分，单嫩梢重小于 10 克。

内在品质：口感滑嫩、汤鲜味美。富含氨基酸、多糖、维生素、膳食纤维、矿物质等，尤其是多糖、维生素 C、维生素 B_{12}、锌、铁含量高，维生素 E、钙含量较高，粗纤维含量较低。也含有一定的黏蛋白、类胡萝卜素、钾、磷，以及微量的维生素 B_1、铜、锰等。具有抗氧化、清除自由基、增强机体免疫力、促进脑细胞和血红细胞生长分裂、加速胃肠蠕动与脂肪代谢、抑制病菌滋生等功能。莼菜有"植物锌王""世界珍奇""水中碧螺春"等多个美称。

食用方法：凉拌、炒鸡蛋、做汤羹，或加工制罐头。

食疗价值：味甘、性寒，入肝、脾经。具有益智健脑、疏肝解毒、除烦降火、抗菌消炎、生血凉血、利水消肿、降糖降脂、清肠润肤等功效。特别适合消化力弱的老人、小孩食用，对肝炎、贫血、胃痛、反胃、热毒（胃火、痈肿、疗结）、便秘等有治疗或缓解作用，对甲肝、细菌性痢疾有一定治疗作用，对胎儿脑细胞发育有促进作用，对肿瘤发生有预防作用。

温馨提示：挑选莼菜当以叶色青绿、叶片未展开、叶柄较短的为上品。胃寒者和产妇不宜多食。

7. 枸杞尖

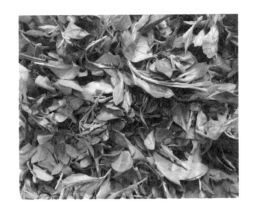

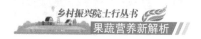
形态特征：枸杞尖又名枸杞头、枸杞苗等，为茄科多年生草质木本植物枸杞的嫩茎叶或嫩梢。植株较矮，耐旱、耐寒、耐盐碱、耐高温，不耐渍，喜微碱性的沙壤土，适宜在丘陵岗地或坡面生长（年降雨量少的平原最适宜）。根为主根系，须根不发达；茎枝灰绿或带紫，圆条形，蔓生，纤细，易木质化，老茎尖端具瘤状短刺；叶深绿色，互生，肥厚，全缘，卵形先端尖或长椭圆形，叶面光滑；花紫色或淡紫色，两性，丁字形，聚伞形花序，花梗纤细；果为浆果，红色，椭圆形；种子肾形，黄色，粒小。以嫩茎叶为主要食用部分，根可入药，果实可药食两用，单嫩梢重 2 克左右。

内在品质：质地微软、口感微苦。富含蛋白质、枸杞多糖、氨基酸（8 种以上）、维生素、膳食纤维、矿物质等，尤其是总氨基酸、维生素 C、维生素 A、膳食纤维、钙、铁含量高（总氨基酸、钙、铁含量比枸杞果实高），天门冬氨酸、谷氨酸、脯氨酸、丙氨酸较高，脂肪含量低，钠含量特低。也含有一定的粗蛋白、维生素 B_1、烟酸（粗蛋白、维生素 B_1、烟酸高于其他枸杞果实），以及微量的甜菜碱、胆碱等生物碱和腺苷、黄酮类、甾类等化合物。具有提高机体免疫力、抗氧化、抗衰老、抗疲劳、改善视力、增强骨密度、增加男性精子数量、促进气血循环与胃肠蠕动、排除体内毒素、降低体内低密度脂蛋白等功能。

食用方法：焯水凉拌、清炒。

食疗价值：味甘（微苦）、性平，入肝、肺、肾经。具有益智健脑、护肝明目、益肾壮阳、活血化瘀、生津滋阴、止咳平喘、润燥解毒、舒筋提神、降"三高"、通便利尿、减脂美容、预防肿瘤等功效。尤其是对视力模糊、眼角膜炎有显著治疗作用，对慢性肝炎、腰酸背痛、热毒疮肿、便秘、高血脂、高血糖、高血压、肥胖症、神经萎缩、记忆力衰退、女性崩漏带下、男性性功能低下等有辅助康复作用，对牙菌斑有清除作用，对正在进行化疗的癌症患者有减轻副作用的功效，对过敏性炎症有缓解作用。

温馨提示：挑选枸杞尖当以茎梢鲜嫩、叶片无萎蔫、长度 15 厘米以内的为宜。枸杞尖性寒、含高纤维，胃寒及胃肠功能低下者不宜多食。

第十节 菌 藻 类

1. 蘑菇

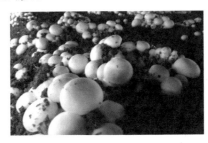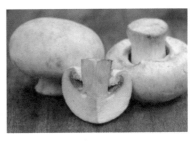

形态特征：蘑菇又名双孢蘑菇，为伞菌科草腐真菌。菌丝体洁白，浓密呈绣球状（初生单核菌丝呈细绒状），边缘整齐、具横隔；两个不同性的单核菌丝细胞融合而成双核菌丝体后发育成子实体，子实体膨大突起后形成菇蕾；菇蕾圆形、白色，外部为菌盖，内藏菌柄；菌盖白色、半球形，边缘内卷，肉质厚，盖内密集多个片状褐色菌褶；菌柄由菌蕾中部抽生，顶起菌盖后呈短圆柱形，白色，表面光滑；种子为担孢子（繁殖器官），由孢子梗和孢子连接而成，位于菌褶两侧表面，孢子成熟后，易与孢子梗脱落飘移（显微镜观察孢子灰白色、球形）。以菌盖、菌柄为主要食用部分，也可入药，单个鲜菇重 14 克左右。

内在品质：菇肉洁白致密、口感滑嫩鲜美。富含蛋白质、核苷酸、不饱和脂肪酸、多糖、维生素、矿物质（10 种）等，尤其是钾、磷含量高，脂肪含量特低，不含胆固醇。也含有一定的糖类、卵磷脂、B 族维生素、维生素 C、维生素 E、膳食纤维、镁、钠、钙、铁，以及微量的叶酸、维生素 D、胡萝卜素、锌、铜、锰、硒、嘌呤、多酚氧化酶等物质。具有提高人体免疫力、增强骨密度、促进智力发育与胃肠蠕动、防止体内胆固醇堆积、抑制病原菌滋生、促进乳汁分泌等功能。

食用方法：红烧、烩炒、炖煮、煲汤，加工制罐头。

食疗价值：味甘、性平，入肺、胃、肠经。具有理气开胃、提神健脑、止咳化痰、通便排毒、镇痛抗炎、补钙减肥、降压、降胆固醇等功效。对哮喘、便秘、食欲不振、消化不良、高胆固醇、高血压有辅助治疗作用，对感冒、骨质疏松有预防作用，对头痛脑涨、神倦纳呆有缓解作用，对用脑过度和胎儿发育有保健作用，对肥胖症、哺乳期女性乳汁不足有调理作用。

温馨提示：挑选蘑菇当以颜色淡白、球形较中小、菇柄超短、菇盖无泥污或手摸无滑腻感（未喷荧光增白剂）的为宜。蘑菇含有嘌呤，肾功能低下或气滞者常伴有胃肠功能代谢不良，食多会引起嘌呤囤积，诱发高尿酸血症。

2. 草菇

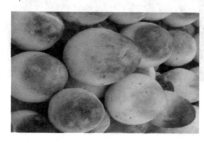 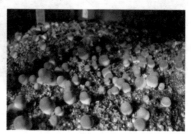

形态特征：草菇又名稻草菇、兰花菇、苞脚菇等，为光柄菇科草腐真菌。菌丝体由无数菌丝交织而成，浅白色（后期淡黄色），呈丝状、半透明，具分枝和横隔；子实体白色，顶端带黑褐色（初生为白色的卵状小白点），由菌丝三次分化发育生成卵形菌体，菌体膨大后至破膜前由菌托（也称脚苞）顶起球状菌苞（也称草菇或商品菌菇）；菌菇肉质白色、松软，肉层肥厚，内藏菌柄和菌蕾；菌柄白色或黄白色，圆柱形，较粗短；菇蕾球形，白色，具拱形内腔；菌柄向上伸长后菌蕾形成钟铃形菌菇，展开后呈伞形菌盖，顶部灰黑色，中下部灰白色，菌盖内生多个放射形片状褐色菌褶；种子为担孢子（繁殖器官），位于菌褶两侧表面，白色，外具包膜，显微镜下显示椭圆形，转成粉红色孢子粉后易脱落飘溢。以膨大的菌菇为主要食用部分，草菇单重10克左右。

内在品质：肉质鲜嫩、入口爽滑。富含蛋白质、氨基酸（17种以上）、维生素、矿物质以及类黄酮等活性物质，尤其是总氨基酸（特别是色氨酸、赖氨酸）、维生素C、钾含量高（总氨基酸含量占人体日需的40%以上，维生素C含量为普通蔬菜的2倍以上），不含胆固醇。也含有一定的蛋白质（其中粗蛋白含量高于香菇的2倍）、脂肪、糖类、烟酸、膳食纤维、钠、磷、镁、钙、铁，以及微量的维生素E、维生素B_2、维生素B_1、烟酸、胡萝卜素、锌、铜、锰、硒等。具有增强人体免疫力、加快新陈代谢、增强肝肾活力、促进糖分转化与创伤愈合、阻止体内重金属蓄积、防止肿瘤细胞扩散等功能。草菇素有"素中之荤"的美称。

食用方法：炒食、烧食、煲汤。

食疗价值：味甘、性寒，入脾胃经。具有健脾行气、滋阴壮阳、解暑热、化痰涎、消食积、排毒素、丰乳汁等功效。尤其是对消化道肿瘤有一定的阻断作用，也是糖尿病患者的首选食材。同时，对营养不良、哺乳期女性供乳不足有调理作用，对神经衰弱、头晕乏力、阿尔茨海默病、慢性胃炎、支气管炎、十二指肠溃疡、心脑血管疾病有辅助治疗作用。

温馨提示：挑选草菇当以菌菇幼嫩、质地不软、色泽不黄、菇体未开伞的为宜。草菇性寒，脾胃虚寒者不宜食用，其他无禁忌。

3. 香菇

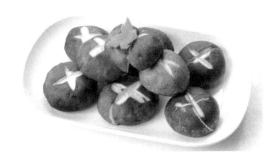

形态特征：香菇又名香信等，为口蘑科木腐真菌。菌丝体浅白色，呈绒丝状，分枝多、具横隔；子实体由不同性的单核菌丝结合形成双核菌丝后分化发育而成的点状小突起，褐色或黑褐色，体外部为菌盖、内藏菌柄；菌盖由子实体膨大为稍展的菌蕾后而形成，菌盖圆形、褐色，表面具鳞片，边缘内卷，盖内藏有多个片状白色菌褶；菌柄由菌蕾中部抽生，顶起菌盖后呈圆柱形、灰白色；种子为担孢子（繁殖器官），由孢子梗和孢子连接而成，位于菌褶两侧表面，孢子成熟后易脱落飘移（显微镜观察孢子粉褐色、椭圆形）。以菌盖、菌柄为主要食用部分，单个鲜菇重 15 克左右。

内在品质：菇肉肥厚、鲜菇口感滑爽。富含蛋白质、氨基酸（18 种）糖类、维生素、膳食纤维、矿物质、香菇精、麦角固醇、胆碱等多种活性物质，尤其是香菇多糖、磷以及麦角固醇含量高（香菇多糖含量占总糖的 50% 以上），亚油酸、油酸含量高达 90%，人体必需氨基酸齐全，半胱氨酸、异亮氨酸、赖氨酸、苯丙氨酸、组氨酸、天门冬氨酸等含量丰富，活性酶种类多（有 30 多种，其中脂肪氧化酶含量高），膳食纤维、铁、钙含量较高（铁含量为一般菇类的 2 倍以上，钙含量为一般菇类的 1 倍以上），不含胆固醇。也含有一定的脂肪酸、海藻糖、葡萄糖、戊聚糖、甘露醇、维生素 B_2、烟酸、钾、镁、钠、锌，以及微量的维生素 B_1、维生素 C、维生素 E、维生素 A、胡萝卜素、锰、铜、硒、腺嘌呤等。具有增强人体抗病毒能力、抑制血小板聚集、防血栓、防止病原菌滋生、降低血脂、促进维生素 D 的生成与对钙的吸收、维持胃肠正常代谢、防止脱发与动脉硬化等功能。香菇是典型的补钙、补铁食物，获得过"菇中皇后"的赞誉。

食用方法：鲜菇炒烧食、煲汤、做馅，干制泡发烩烧食，还可加工成罐头。

食疗价值：味甘、性平，入肝、胃经。具有补肝强肾、益智安神、健脾开胃、理气化痰、祛风透疹、润肠利尿、降血压、降血脂、降胆固醇等功效。对感冒咳痰、心律失常、贫血痘毒、艾滋病、食欲不振、大便燥结、小便失禁有辅助治疗作用，对佝偻病、动脉硬化、肝硬化、高血压、健忘症、白血病有预防作用，对放疗化疗引起的白细胞减少有恢复作用，对胃肠癌、鼻咽癌、乳腺癌患者手术后的癌细胞转移有一定抑制作用。

温馨提示：挑选鲜香菇当以个头较小、色泽褐色、菇肉肥厚、菇柄粗短的为上品，挑选干香菇应以个头较小、色泽黄褐色、香味浓郁、菇盖皱纹匀称、菇柄短的为宜。香菇含有嘌呤，痛风患者应少吃或不吃。

4. 金针菇

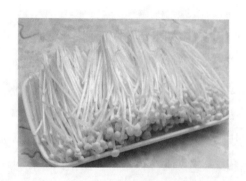

形态特征：金针菇又名朴菇、朴蕈等，为口蘑科木腐真菌。菌丝体灰白色、细长，呈绒毛状，易分枝；子实体由异性单核菌丝细胞融合成双核菌丝后发育而成的点状小突起，黄白色，半球状，具分隔；菌蕾为点状小突起膨大而成，白色，膜内藏有菌盖与菌柄，破膜后菌盖与菌柄呈伞状；菌盖白色或奶黄色，扁圆形，表面光滑，内生稀疏的奶黄色菌褶；菌柄白色，直立、中空，较粗长，外部密生黄褐色短绒毛，上部肉质，基部木质化；种子为担孢子（繁殖器官），着生在菌褶两侧，经组合核配与减数分裂后担孢子尖端形成多个卵圆形孢子粉，易脱落飘移。以菌柄、菌盖为主要食用部分，单体重 5 克左右。

内在品质：质地脆嫩、口感滑爽。富含氨基酸、多糖、维生素、矿物质以及多酚类活性物质，尤其是蛋白质、赖氨酸、精氨酸、钾、磷含量高，总糖、叶酸、锌含量较高，钠含量较低，脂肪含量特低。也含有一定的烟酸、膳食纤维、镁、铁，以及微量的维生素 B_1、维生素 B_2、维生素 B_6、维生素 D、维生素 E 和朴菇素等物质。具有抗氧化、抗过敏、促进大脑发育与胃肠蠕动、阻止病原菌滋生、抑制血糖升高、调节脂肪含量、清除重金属盐类物质等功能。金针菇素有"智力菇"之美称。

食用方法：白灼凉拌、炒食、煮食、蒸食、酥炸、煲汤、涮火锅。

食疗价值：味甘微咸、性平，入脾胃、大肠经。具有益智健脑、开胃消食、行气活血、抗菌消炎、排毒瘦身、降糖降脂等功效。对小儿智力发育有促进作用，对健忘症、干咳少痰、食欲不振、习惯性便秘有改善作用，对肝炎、过敏性炎症、高血脂、糖尿病、肥胖症、胃肠溃疡有抑制作用，对心脑血管疾病、肿瘤、男性前列腺疾病有预防作用。

温馨提示：挑选金针菇当以菇柄不长（15 厘米以内）、菇盖未展开、色泽奶黄或奶白、无斑迹的为宜。脾胃虚寒、腹泻者慎食，红斑狼疮者不宜多食。

5. 羊肚菌

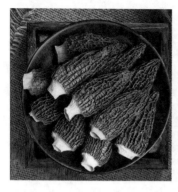 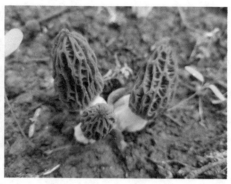

形态特征：羊肚菌又名羊肚菜等，为羊肚菌科真菌。菌丝浅棕色（初期白色、中期浅黄），粗壮，呈丝状，菌丝体浅棕色，由异性单核菌丝交织融合而成，为不规则圆形；菌蕾黄褐色，球形，为子实体膨大而成，由菌盖与菌柄构成；菌盖黄褐色，近球形（盖顶微突起），表面具棱纹；菌柄近白色，圆筒形，中空，表面平滑（基部具凹槽）；种子为子囊孢子（繁殖器官），无色，椭圆形，藏身于圆筒网形的子囊内（每个子囊可藏 8 个孢子）。以菌盖、菌柄为主要食用部分，全草可入药，单菇鲜重 15 克左右。

内在品质：肉质肥嫩、口感脆滑。富含蛋白质、氨基酸（20 种以上）、脂肪、糖类、维生素（8 种以上）、矿物质（7 种以上）等，尤其是胶原蛋白、脂肪、钾、磷、锌含量高（钾、磷含量分别为冬虫夏草的 7 倍和 4 倍，锌含量为香菇、猴头菇的 4 倍以上），异亮氨酸、亮氨酸、蛋氨酸、赖氨酸、谷氨酸、苯丙氨酸、苏氨酸、缬氨酸等人体必需氨基酸含量和多糖、镁、钙、铁含量较高（必需氨基酸含量占总氨基酸的 47% 以上，铁含量为猴头菇、香菇的 12 倍以上），钠含量较低，不含胆固醇。也含有一定的 B 族维生素、维生素 C 等，还含有微量的胡萝卜素、维生素 A、维生素 E、硒、锰、锗、铜、皂苷类活性成分和黑色素抑制物质等。其综合营养价值不亚于冬虫夏草、铁皮石斛。具有抗氧化、增强人体免疫力、促进脑细胞发育与胃肠蠕动、调节性激素分泌与肠道菌群、抑制黑色素形成与肿瘤细胞活性等功能。羊肚菌具有"菌中之王""素中之荤"等多个美称。

食用方法：烩炒、煲汤、做馅或干制。

食疗价值：味甘、性平，入脾胃经。具有提神醒脑、补肾壮阳、理气化痰、消食和胃、改善睡眠、美白祛斑、解毒等功效。对痰多咳嗽、消化不良有辅助治疗作用，对男性阳痿和女性性冷淡等性功能衰退具有辅助康复作用，对失眠多梦、头昏脑涨、阿尔茨海默病、皮肤色斑、腹胀便秘有改善作用，对感冒、肿瘤有预防作用。

温馨提示：挑选羊肚菌当以色泽黄褐色、菌盖完整微开伞、菇柄匀称的为宜。羊肚菌属于发物，过敏体质者不宜食用。

6. 葛仙米

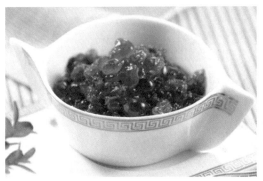
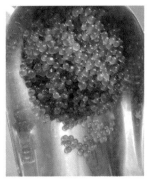

品种特征：葛仙米学名拟球状念珠藻，又名天仙米、珍珠菜、水木耳等，为念珠藻科蓝绿色明珠状胶质物，由藻丝细胞发育繁殖而成。新鲜藻体圆珠形，紫绿色或蓝绿色，串连成透明链珠状；干品卷缩，呈灰褐色。适宜在磷矿质水田中生长，其生长期为每年 11 月至次年 5 月（鄂西北地区），采收期在夏秋季雨天。以珠状物为食用部分，也有药用价值，新鲜葛仙米平均单球珠重 2 克。

内在品质：质地软滑、口感凉爽。富含蛋白质、氨基酸（18 种）、糖类、维生素（5 种）、磷脂和矿物质（15 种）等，尤以黏蛋白、赖氨酸、苏氨酸、总糖、维生素 C、钙、硫、铁含量高（维生素 C 高出山楂、柑橘的 5 倍以上），维生素 A、维生素 B_1、维生素 B_2、胡萝卜素、磷、钾含量较高。也含有一定的脂肪，以及微量的硅、镁、钡、锗、锰、锌、硒、铅等。具有强身健体、促进脑细胞再生、抑制脂解、减少胆固醇合成、解热、清膈、利肠胃、抗感染、抗衰老等功能。葛仙米自古有"皇家御膳"之称。

食用方法：干食泡发，鲜食洗净，凉拌、蒸食、煮食、炒食、炖汤，或制作甜品（配酸奶制作）。

食疗价值：味甘淡、性寒，入肝、胃经。具有健脑益智、益气清火、清热解毒、消肿止痛、收敛明目、减脂解压等功效。对视力模糊、目赤红肿、夜盲症、脱肛、烧伤烫伤、久病患者有辅助康复作用，对工作压力大、易疲劳人群有缓解作用，也具有美容作用。

温馨提示：挑选新鲜葛仙米当以珠形圆润、半透明、无泥土水渣污染的为宜。葛仙米含有一定的谷氨酸和铅，尿毒症患者、重症肝病患者慎食，胃痛、腹泻、烦躁者忌食（铅含量超过标准值会扰乱神经系统）。

7. 地皮菜

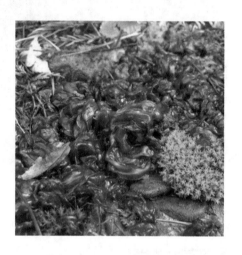

形态特征：地皮菜又名地耳菜、地达菜、雷公屎等，为念珠藻科潮生性膜状藻体植物（后研究发现为藻类与真菌的共生体）。常生长在潮湿的地被植物丛中。藻丝细微，念珠状，无分枝，无色、透明；藻丝体球形，无色、透明，由多个藻丝盘绕而成，分隔不明显，具胶质；藻蕾球形，后拓展成扁平或不规则卷曲的膜状物，膨大后形成耳状、橄榄色的胶质藻体（即地皮菜）；种子为厚壁孢子，黑色，圆筒形。以耳状地皮菜为主要食用部分，也可入药，地皮菜鲜重小于 3 克。

内在品质：肉质疏软、口感滑嫩。富含蛋白质、氨基酸、糖类、维生素、膳食纤维、矿物质、胶质等，尤其是蛋白质、总氨基酸、维生素 C、胡萝卜素、钙、镁、钾、铁含量高（蛋白质与总糖含量高于木耳，维生素 C 含量高于紫菜 10 倍以上，铁含量为一般蔬菜的 2 倍以上)、磷、钠、锰、胶质含量较高，脂肪含量特低。也含有一定的维生素 A、海藻糖、甘露醇、锌，以及微量的维生素 E、烟酸、维生素 B_1、铜、硒、固醇、葡萄糖苷等。具有提高人体免疫力、扩张毛细血管、改善微循环、提高男性精子活性、调节心脏与肌肉活动、降低胆固醇与血黏度、抑制大脑乙酰胆碱酯酶活性等功能。

食用方法：焯水凉拌、荤炒、素炒、炖烧、做馅。

食疗价值：味甘、性凉，入肝经。具有健脑益智、养肝明目、固肾滋精、收敛益气、清热解毒、养血活络、利湿消肿、减脂降压、润肤褪斑等功效。对烫伤、烧伤、疮毒、脱肛有辅助治疗作用，对心脑血管疾病（如高血压、动脉粥样硬化）、阿尔茨海默病有保健和预防作用，对红眼病、色斑、夜盲症有调理作用。

温馨提示：挑选鲜地皮菜当以颜色橄榄色、个形较大、肉质肥厚、无残渣的为宜。地皮菜性寒凉，肠胃虚寒者少食。

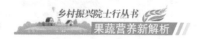

第十一节　水　果　类

1. 承德国光苹果

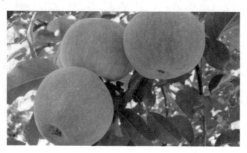

形态特征：承德国光苹果又名小国光、改良型国光等，为蔷薇科多年生落叶乔木植物的改良型矮生品种，国家地理标志产品。根系发达，再生力强；茎灰褐色，圆柱形，主干外皮具不规则裂痕，枝条外皮光滑；叶油绿色，互生，卵圆形，叶缘锯齿状；花白色（具红晕），两性，花苞卵圆形，花朵莲花状，伞房花序；果黄绿色（果肉黄白色），扁球形，果面光滑；种子褐色，卵形。以果实为食用部分，单果重 150 克以上，最大单果重 250 克以上。

内在品质：肉细汁多、口感脆甜、风味香浓。富含氨基酸（16 种以上）、糖类、维生素、矿物质等，尤其是苹果酸、糖类、维生素 C、钾含量高，钙含量较高，脂肪、不溶性纤维素、钠含量低。也含有一定的酒石酸、磷、镁，以及微量的蛋白质、天门冬氨酸、单宁、烟酸、维生素 B_2、维生素 B_1、维生素 E、维生素 A、类黄酮、铁、锌、硒、铜、锰等。具有提高人体免疫力与记忆力、预防心脑血管疾病、降低胆固醇的二次吸收、促进胆酸和胆固醇排泄、增强脑肺功能、调节消化系统代谢功能等。承德国光苹果的可溶性固形物≥ 12.%，可滴定酸≤ 0.57%，固酸比≥ 21.05，果面着色率≥ 80%，可溶性固形物含量和糖酸比例优于其他同类品种。同时，苹果在 2019 年水果营养价值排行榜中名列第一，被称为"智慧果""记忆果"。

食用方法：生食、蒸煮、清炖、煎炸，或制作果脯。

食疗价值：味甘酸、性平，入肺、脾经。具有生津润肺、补气补脑、清血护心、补肾养肝、调胃软便、排毒美肤等功效。对高血压、高胆固醇、高血糖、黑眼圈、记忆力下降、胃肠功能紊乱具有改善作用，对肿瘤有预防作用。承德国光苹果中富含的胶质能保持血糖稳定，富含的钾能与体内过剩的钠结合，并使之排出体外。适合需要控制血糖的人群食用，有助于美容、儿童脑发育和老年人提高记忆力。

温馨提示：挑选承德国光苹果当以果实扁球形、外观无斑迹、果皮光滑的为上品。苹果味甘酸，胃酸过多者不宜空腹生食。

2. 猕猴桃

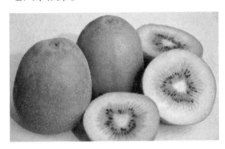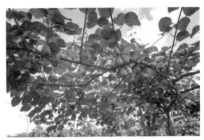

形态特征：猕猴桃又名奇异果、狐狸桃、藤梨等，为猕猴桃科多年生落叶木质藤本植物。根为肉质根，浅根性，主根不发达，侧根发达、再生力强；茎蔓生，分枝力强；叶深绿，圆形或卵圆形，叶缘有细齿，叶背面具茸毛；花黄色，单性，聚伞形花序；果实椭球形或卵形，果皮浅棕色或黄褐色，具黄褐色细茸毛，果肉鲜绿色或鲜黄色，果肉质地柔软、味酸甜；种子红褐色或黑色，扁椭圆形。以果实为食用部分，单果重 100 克左右，最大单果重 150 克。

内在品质：肉质软绵、口感酸甜。富含柠檬酸、苹果酸、脂肪、单糖、维生素、膳食纤维以及钙、钾、磷、铁等矿物质，尤其是维生素 C、维生素 E、葡萄糖、苹果酸、叶酸、泛酸以及钾、钙等矿物质含量高，其综合抗氧化指数位居水果前列。还含有一定的胡萝卜素、二糖、多糖、氨基酸（共 17 种）、猕猴桃碱、蛋白酶、天然肌醇以及硒、锌、镁、铜等矿物质。具有抗氧化、保护心血管、缓解精神压力、清热生津、通便助消化、阻断亚硝酸的生成、健脾利尿、降甘油三酯等功能。猕猴桃被誉为"水果之王"。

食用方法：生食，捣汁做饮品。

食疗价值：味甘酸、性寒，入脾胃、肝经。具有防胃病、防便秘、防结石、防痔疮、降黄疸、降血压、降胆固醇、抗抑郁、预防冠心病、降低癌症发生风险、消渴等作用。

温馨提示：猕猴桃品种繁多，挑选时当以肉质中心为红心的品质最佳。但猕猴桃性寒，且含糖量较高，因此腹泻和糖尿病患者不宜食用。

3. 蓝莓

形态特征：蓝莓又名越橘果、笃斯、地果、龙果、都柿等，为杜鹃花科多年生常绿矮生灌木植物。根系不发达，纤细，无根毛；茎直立，木质化；叶绿色，单生或互生，卵圆形；花为总状花序，白色或粉红色，两性花；果为浆果，蓝色，近球形，汁多味甜；种子褐色，多角形，粒小。以果实为食用部分，单果重 2 克左右，最大单果重 2.5 克。

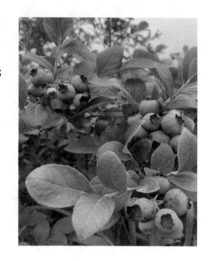

内在品质：肉质细嫩、口感香甜。富含蛋白质、氨基酸、脂肪、糖类、维生素 A、维生素 C、维生素 E、花青素、花红素以及钙、镁、磷、铁、锌等 7 种矿物质，尤其是花青素、维生素 A、维生素 C、果酸、钙含量高。具有提高免疫力、抗氧化、清除自由基、改善心脑血管功能和大脑记忆、减少胆固醇堆积、生津止渴、调节血糖、保护视力、增强皮肤弹性等功能。蓝莓被联合国粮农组织列为人类五大健康食品之一，被誉为"护眼抗衰老之果"。

食用方法：鲜食，捣汁做饮品，泡酒。

食疗价值：味甘酸、性平，入肝、脾胃、心、大肠经。具有防止动脉硬化、防止神经衰老、防止近视眼、预防感冒、抗疲劳、抗衰老等作用。同时，对咽喉肿痛、腹泻和泌尿感染有一定缓解作用。

4.果冻橙

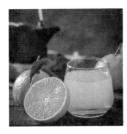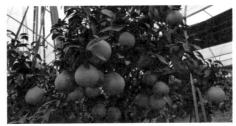

形态特征：果冻橙的主要品种有爱媛果冻橙、红美人等，为芸香科柑橘属的杂柑品种，多年生常绿小乔木植物。果冻橙树冠高度中等，根为主根系，倒圆锥形，须根多分布在土表层；茎干近圆筒形，分枝力强，枝条圆条形、具韧性、刺极少；叶绿色，卵圆形或椭圆形；花白色（背面淡紫红色），总状花序；果实黄橙色或红橙色，扁球形或圆球形，果皮薄，果面光滑，果肉橙色，无核（花而不实，无种子）。以果肉为主要食用部分，果皮、果筋可入药，单果重160克左右。

内在品质：汁多渣少、肉质嫩滑、口感清香。富含氨基酸、糖类、维生素、矿物质以及类黄酮等生理活性物质，尤其是总糖（含糖量为15%左右）、维生素C、柠檬苦素类化合物（特别是诺米林）、钾、镁、钙含量高，维生素A含量较高，脂肪含量特低。也含有一定的柠檬酸（柠檬酸含量为0.5%左右）、B族维生素、维生素P、膳食纤维、磷、铁，以及微量的蛋白质、胡萝卜素、烟酸、粗纤维、钠、锌等。具有增强人体免疫力、抗氧化、抗疲劳、清除自由基、增强血管弹性、防止凝血、提高视力、促进胃液分泌与胃肠蠕动等功能。

食用方法：生食，榨汁做饮品，加工制罐头。

食疗价值：味甘酸、性凉，入肝、脾胃经。具有生津止渴、养肝明目、醒脾理气、开胃消食、清血活血、润肤养颜、润便通肠、醒酒等功效。对风热感冒、胃气上逆、食欲不振、心脑血管疾病、腹胀、呕吐、便秘、皮肤粗糙等有改善作用，对夜盲症有辅助治疗作用，对醉酒有缓解作用。

温馨提示：挑选果冻橙当以果面光泽好、果实硬度适中、果皮无斑迹、有清香味的为宜。果冻橙含糖量高，也含有一定的柠檬酸，过量食用对糖尿病和肠癌患者不利。

5. 奶油草莓

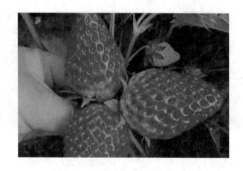

形态特征：奶油草莓为蔷薇科杂交选育而成的新品种，多年生草本植物。根为须根系；茎较直立，具匍匐性，分枝力较强；叶深绿色，卵圆形具裂刻，叶面有人字形条纹；花为两性花，白色，聚伞花序；果肉鲜红，短圆锥形，汁多味香，甜酸适中（平均糖度 11.8%）；种子红黄色或红绿色，粒小。以果实为食用部分，单果重 25 克左右，最高可达 50 克。

内在品质：柔软汁多、味香甜爽。富含糖类、维生素、氨基酸、苹果酸、柠檬酸、单宁、胡萝卜素、花青素等，尤其是维生素 C、单宁含量高（维生素 C 是苹果和葡萄的 7 倍以上），天门冬氨酸、维生素 B_1、维生素 B_2 和胡萝卜素以及矿物质含量较高。也含有一定的钙、磷、铁、铜等矿物质和膳食纤维。具有提高人体免疫力、保持皮肤弹性、疏通心脑血管、促进生长发育和胃肠蠕动、阻止细胞突变、保护视力等功能。

食用方法：鲜食，捣汁做饮品，加工制果酱。

食疗价值：味甘酸、性凉，入肺、胃经。具有润肺生津、养肝健脾、消暑排毒、活血通便、助消化、解酒等功效。对心脑血管、骨骼与皮肤组织、神经系统有保健作用，对口舌生疮、夜盲症、痤疮、便秘有辅助治疗作用，对干咳、腹胀食积、口渴烦躁有舒缓作用，对贫血、醉酒有调理作用，对肥胖症、肠肿瘤有预防作用。

温馨提示：挑选奶油草莓当以果柄不枯萎、果肉鲜红、果心充实、果形无凹陷、鼻闻有奶香的为上品。食用无禁忌。

6. 葡萄柚

形态特征：葡萄柚又名西柚，为芸香科柚与柑的杂交品种，多年生常绿矮生乔木植物。根系发达，入土深；茎灰绿色，不规则圆筒形，分枝力较强，枝条光滑；叶绿色，椭圆形先端尖，单生复叶，叶面光滑，叶背面具透明油点；花白色或淡红色，两性，微香，总状花序；果实为浆果，果皮淡黄色或橙黄色，果形扁球形或圆球形，果肉橙红色、粉红色或黄白色。以果肉为主要食用部分，果皮可入药，鲜果单重 380 克左右。

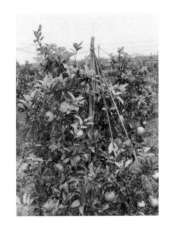

内在品质：汁多肉嫩、酸甜爽口。富含柠檬酸、糖类、维生素、矿物质和独特的西柚苷，尤其是总糖、叶酸、钾和生物类黄酮（如维生素 P）含量高，维生素 C 和钙含量较高，脂肪和钠含量较低。也含有一定的蛋白质、磷、镁、铬、柚皮素、柠檬苦素等物质，以及微量的维生素 E、维生素 A、维生素 B_6、烟酸、维生素 B_1、维生素 B_2、胡萝卜素和铁、铜、硒等矿物质。具有提高人体免疫力、抗氧化、清除自由基、促进胃肠蠕动、促进骨骼生长和胎儿发育、滋养皮肤、防止色素沉积、保持血管弹性、降低血压与胆固醇等功能，为护心防癌助手。

食用方法：生食，榨汁做饮品，做沙拉酱或加工成罐头，柚子皮可干制泡茶。

食疗价值：味甘酸（微苦）、性寒，入肺、胃经。具有提神醒脑、化痰止咳、生津开胃、行气宽中、清肾化石、养发生发、利尿消肿、减脂降压降糖、通便解毒、祛痘润肤等功效。对风热感冒、喉痛咳嗽（尤其是慢性咳嗽）、乏困有缓解作用，对糖尿病、心脑血管疾病有辅助治疗作用，对偏头痛、便秘、水肿、淋巴系统疾病有改善作用，对皮肤干燥与暗疮、肥胖症、胎儿畸形和孕妇贫血有预防作用，其富含的柠檬苦素对癌症也有预防作用。此外，葡萄柚籽还可起到消除青春痘的显著作用。

温馨提示：挑选葡萄柚当以果形扁圆脐部平、皮色橙黄油亮、果囊紧实、抛托有重感的为上品。葡萄柚性寒，体寒腹泻的人群不宜多食，正在服用降压降糖药者慎食。

7. 夏黑葡萄

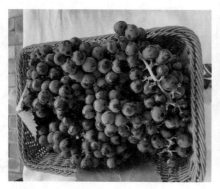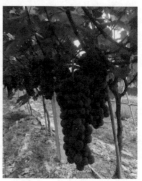

形态特征：夏黑葡萄又名黑夏，为葡萄科多年生木质落叶藤本植物。根系发达，分布广；茎蔓生，不规则筒形，嫩枝黄绿色、表皮光滑，老茎紫褐色、表皮粗糙；叶浅绿色，互生，掌形，叶缘有锯齿，叶背面有茸毛；花黄绿色，穗状花序；果为浆果，果皮较厚呈黑色或蓝黑色，果肉紫红色，果穗圆锥形或不规则圆柱形，果实球形或近球形，一般不结籽。以果实为食用部分，单穗重700 克左右，最大单穗重 1600 克，单果重 8 克左右。

内在品质：肉质紧密、口感香甜。富含多种氨基酸、多种维生素、多种矿物质以及类黄酮等活性物质，尤其是总糖、B 族维生素、类黄酮物质含量高（含糖量高达 20% 以上，类黄酮物质含量高于普通红绿葡萄），钾含量较高，脂肪含量特低。也含有一定的蛋白质、维生素 C、钙、磷、镁、铁、锌、铜，还含有天然的聚合苯酚、白藜芦醇等活性物质，以及微量的烟酸、维生素 B_1、维生素 B_2、维生素 A、胡萝卜素、钠、锰、硒等。具有促进体力恢复、抗氧化、清除自由基、降低胆固醇、促进胃肠蠕动、阻止血小板聚集和血栓形成等功能。

食用方法：生食，捣汁做饮品，加工成红酒或配制糕点。

食疗价值：味甘酸、性平，入肝、脾、膀胱经。具有健脾开胃、补气养血、活血化瘀、利尿消肿、润肠通便、缓解疲劳、安胎止吐、养颜抗衰、抑菌抗毒、抗过敏等功效。对神经衰弱、心脑血管疾病有预防作用，对贫血、心悸自汗、便秘有改善作用，对感冒病毒有抑制作用，对孕妇呕吐有缓解作用，对妊娠期女性有安胎作用。

温馨提示：挑选夏黑葡萄当以果穗丰满不残缺、果皮具白霜不凹陷、果形不特大、果柄不易脱的为上品。夏黑葡萄含糖量高，糖尿病患者应少食。葡萄皮营养丰富，建议吃葡萄不宜吐皮。

8. 车厘子

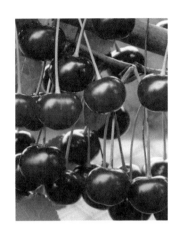

形态特征：车厘子又名甜樱桃、大樱桃、欧洲樱桃、莺桃等，为蔷薇科多年生落叶乔木植物。根为须根系，多分布在土表层；茎红褐色或灰白色（嫩枝绿色），圆条形，分枝力中等；叶淡绿色，长卵形（托叶披针形），先端狭长，边缘有锯齿，叶背面有稀疏茸毛；花白色，两性，卵圆形，伞房花序；果实红色或紫褐色，近球形（脐部先端有凹陷），硬度适中；种子褐色，近圆形。以果实为主要食用部分，单果重 10 克左右。

内在品质：果肉肥厚、汁多香甜。富含氨基酸、糖类、维生素、矿物质、类黄酮等物质，尤其是花青素、天门冬氨酸、维生素 A、钾、铁含量高（其游离氨基酸和维生素 A 含量高出其他水果 2～3 倍），总糖、钙、锌、褪黑素含量较高，脂肪含量特低，不含胆固醇。也含有一定的蛋白质、维生素 C、磷、镁、钠、黄酮苷，以及微量的胡萝卜素、维生素 E、维生素 B_1、维生素 B_2、维生素 K、维生素 P、叶酸、泛酸、烟酸、膳食纤维、硒、铜、氰苷。具有提高人体免疫力、抗氧化、抗衰老、抗过敏、促进血红蛋白再生与体内毒素降解、促进骨骼正常发育、抑制皮肤色素生成等功能。车厘子被誉为"补血冠军"。

食用方法：生食，脱核榨汁，可做沙拉、果酱。

食疗价值：味甘酸、性温，入肝、脾经。具有健脑益智、强肾壮骨、健脾养胃、补血行气、发汗透疹、驱虫解毒、白肤褪斑等功效。对骨质疏松、缺铁性贫血、小儿麻疹和肿瘤发生有预防作用，对腰膝酸痛、痛风、腹胀腹痛有改善作用，对皮肤色斑、皱纹有淡化作用，对体内蛔虫、蛲虫等有驱杀作用，对烫伤、烧伤、冻伤有收敛止痛作用。

温馨提示：挑选车厘子当以果实圆润饱满、果皮鲜紫光亮、果柄绿色未枯萎的为上品。车厘子虽然总糖含量较高，但升糖指数较低，糖尿病患者可适当

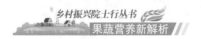

食用。樱桃性温，热咳期患者不宜食用。

9. 黄金百香果

形态特征：黄金百香果又名鸡蛋果、爱情果、洋石榴等，为西番莲科多年生草质藤本植物。根系发达，须根多，入土浅；茎绿色，蔓生，具细条纹，分枝力强；叶绿色，掌状具三裂，叶面光滑，叶边缘具不规则小锯齿；花白色（带紫环），两性，芳香，五角星形，聚伞形花序；果为浆果，果皮金黄色或紫红色，卵形或近球形，香味浓；种子紫黑色，卵形，粒小。以果瓤为主要食用部

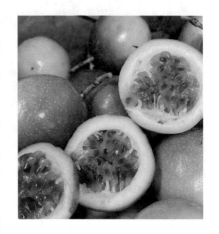

分，种子可食、可榨油，根茎叶均可入药，单果重 62 克左右。

内在品质：肉厚汁多、味香酸甜。富含氨基酸（17 种以上）、糖类、维生素、矿物质、类黄酮等物质，尤其是总糖、总氨基酸、维生素 C、钾含量高（总氨基酸含量为苹果的 5 倍，维生素 C 含量是普通水果的 2 倍以上），亚油酸、维生素 E 含量较高，脂肪含量较低。也含有一定的蛋白质、烟酸、膳食纤维、磷、钙、铁、锌、类黄酮、香酚、金属酶（如超氧化物歧化酶），还含有微量的维生素 A、镁、钠、硒等。具有提高人体免疫力、清除自由基与血管垃圾、改善肠道菌群、促进皮肤细胞修复、降低胆固醇沉积等功能。百香果有"果汁之王"的美誉。

食用方法：掏瓤生食，冲汁做饮品，加工成果酱。

食疗价值：味甘酸、性平，入心、肺、大肠经。具有健脑安神、清肺排毒、健脾生津、护眼养颜、补气解疲、润肠通便、降脂、降胆固醇、解酒等功效。对咽干嘶哑、失眠有辅助治疗作用，对精神压力大、疲劳、醉酒、大便燥结、痔疮有缓解作用，对感冒、结肠炎、肥胖、皮肤粗糙、视力与记忆力下降、女性痛经有预防作用。

温馨提示：挑选黄金百香果当以果皮金黄色、果形近球形、手抛有重感、鼻闻有香味的为宜。黄金百香果树高藤长、花大果艳，可作旅游观赏植物。

10. 黄桃

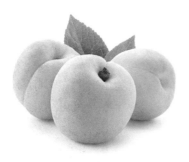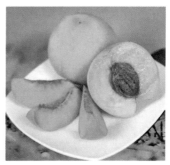

形态特征：黄桃又名黄肉桃等，为蔷薇科多年生落叶乔木植物。根系发达，须根多，生长势旺；茎干直立，圆柱形，茎干灰褐色、具浅裂纹，嫩枝绿色、光滑，树姿开张，生长势中等；叶黄绿色，椭圆披针形（先端略尖），叶缘有钝齿；花粉红色，单生，两性，伞形花序；果近球形，果皮金黄色，果肉黄中带紫红（果心肉紫红），果顶稍凹陷，果面具一条纵腹沟；种子奶白色，扁椭圆形，藏在红褐色果核内。单果重 350 克左右，最大单果重 450 克。

内在品质：肉质致密、汁多味香、酸甜爽口。富含糖类、氨基酸、维生素、矿物质、膳食纤维等，尤其是总糖含量高（总糖含量为普通桃子的 2 倍以上），维生素 C、铁含量较高，脂肪和钠含量特低。也含有一定的蛋白质、苹果酸、柠檬酸、番茄黄素、番茄红素、膳食纤维、磷、钙，以及微量的维生素 E、维生素 A、烟酸、叶酸、维生素 B_2、胡萝卜素、硒、锌等。具有提高人体免疫力、抗氧化、抗衰老、清除自由基、促进胃肠蠕动、保护视力等功能。黄桃有桃类"铁含量之冠"的美称。

食用方法：生食、做沙拉，榨汁做饮品，加工制果冻或罐头。

食疗价值：味甘酸、性微温，入肺、脾胃、大肠经。具有润肺健脾、行气活血、补肾益精、生津止渴、降脂稳糖、通便调经、改善视力、抗衰祛斑等功效。对咳喘（尤其是抽烟引起的）、盗汗、便秘、男性疝气与遗精有辅助治疗作用，对贫血、气血不活、高血脂、低血糖、肿瘤有预防作用，对口腔溃疡、咽喉肿痛、女性痛经有缓解作用，对黑斑有减退作用，对视力模糊、口渴疲劳有改善作用。

温馨提示：挑选黄桃当以果形近球形、果皮金黄、果柄未枯萎、果面稍带浅茸毛且无撞伤的为宜。黄桃性温，尿毒症、虚火上升者不宜多食。

11. 翠冠梨

形态特征： 翠冠梨又名六月雪、蜜梨等，为蔷薇科多年生落叶乔木植物。根系发达，茎干深褐色（嫩枝绿色），茎干圆柱形具裂纹（嫩枝具茸毛）直立，分枝力中等，生长势强；叶浓绿色，卵圆形先端尖，叶缘有稀疏锯齿；花白色，两性（自花不孕），梅花状，伞房花序；果近球形，果皮翠绿色，果肉洁白，果面光滑；种子卵圆形，褐色，藏于果核内。单果重 230 克左右，最大单果重 500 克。

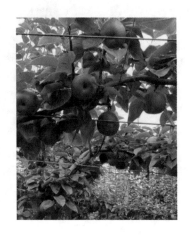

内在品质： 肉质雪白、细嫩多汁、入口化渣。富含糖类、多种维生素、多种矿物质，尤其是总糖含量高，果胶含量较高，B 族维生素丰富，脂肪含量较低。也含有一定的蛋白质、天门冬氨酸、单宁、维生素 C、膳食纤维、磷、钙、钾、铁等，以及微量的胡萝卜素、维生素 P、镁、钠、锌、铜、锰、硼、硒、碘等。梨核内梨籽还含有木质素等活性成分。具有增强心肌活力、滋养肺功能、促进胃肠蠕动、加速皮层细胞更新、调节泌尿系统代谢与血压血脂、降火醒酒等功能。梨素有"百果之宗"的美誉。

食用方法： 生食、清炖、蜜制，加工制罐头。

食疗价值： 味甘、性凉，入心、肺、胃经。具有清心润肺、生津降火、止咳化痰、调脂减压、通便润肠、消肿利尿、解毒醒酒等功效。对咳嗽、痰多、声音嘶哑有辅助治疗作用，对口干、眼涩、便秘、疮毒、肝病、醉酒、目赤肿痛、皮肤粗糙有改善作用，对头晕目眩、动脉粥样硬化有预防作用，对高血压、烦热、疲劳具有清凉镇静及保健作用。

温馨提示： 挑选翠冠梨当以果形近球形、果皮翠绿光滑、果柄未枯萎的为上品。翠冠梨性凉，腹泻、糖尿病人群和经期女性不可多食。

12. 山楂

形态特征：山楂又名酸红果、山里红、红果、胭脂果等，为蔷薇科多年生落叶小乔木植物。根为浅根系，主根不发达，须根分蘖萌发力强；茎为木质茎，主茎圆柱形、灰褐色或暗褐色、外皮粗糙，分枝圆条形、紫褐色、外皮疏生皮孔；叶宽卵形至三角状卵形（托叶半圆形或镰刀形），先端略尖，叶缘有羽状裂刻或不规则锯齿，叶背面具叶脉；花白色，花瓣倒卵形或圆形，伞房花序；果实为仁果，近球

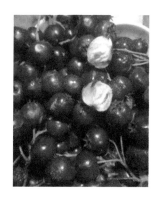

形，果皮红色或深红色，果皮具小白斑，果肉暗红色，果肉内藏果核（种子）3～5枚；种子蒜瓣形，黄褐色，质地坚硬。以果肉为主要食用部分，叶和种子可入药，单果重12克左右，最大单果重可达16克。

内在品质：熟食质地软糯，生食口感涩酸脆甜。富含有机酸、糖类、维生素、膳食纤维、矿物质以及类黄酮等生理活性物质，尤其是有机酸（山楂酸、酒石酸、柠檬酸、苹果酸）、果胶含量高（果胶含量为6.4%，远高于其他水果）、维生素C、花青素、胡萝卜素、铁、总糖含量较高（维生素C含量高于柑橘和苹果2倍以上，胡萝卜素含量高于苹果10倍）。也含有一定的蛋白质、脂肪、维生素P、B族维生素、山楂黄酮和钠、钾、钙等矿物质，以及微量的烟酸、镁、磷、铜、硒、皂苷等。可抗氧化，抗衰老，提高胃蛋白酶和脂肪酶的活性，促进蛋白质和脂肪的消化，调节胃肠蠕动，增强心肌收缩力和排血量，缓解胃肠痉挛，抑制大肠埃希菌、金黄色葡萄球菌，控制血压、血糖、血脂，减低胆固醇。山楂被称为水果中的"果胶之王"。

食用方法：生食、熟食，切片晒干制作饮品，加蜂蜜或糖制作山楂酱、果脯、山楂罐头，也可加工成山楂片，还可将冰糖加水熬液制作冰糖葫芦。

食疗价值：味甘酸、性微温，入脾胃、肝经。具有消食积、行结气、宽胸膈、散瘀血、降血脂、调血压、控血糖、驱绦虫等功效。对肠胃炎和消化不良引起的食滞腹胀有辅助治疗作用，对肠道痉挛、产后瘀阻、腰痛、肿痛、刺痛、疝气、女性经闭有调节作用，对冠心病、心绞痛、糖尿病、高血压、高脂血症有预防作用，对肠道寄生的绦虫有驱赶作用，以防止引发人体阑尾炎和肠

梗阻。

温馨提示：挑选山楂当以果实球形、果形稍大、果皮红色、新鲜无虫眼、果肉稍厚、手捏不软的为上品。山楂含有大量的有机酸，易损齿胃。龋齿人群过多食用不利牙齿健康，胃病人群空腹或过多食用会使胃酸分泌多而刺激胃黏膜，诱发反酸、灼热、胃痛、胃胀等症。

13. 矮生鲜枣

形态特征：矮生鲜枣又名入口酥枣，是以自根矮化枣种作砧木，以优质冬枣作接穗，经嫁接而成的鼠李科多年生落叶小乔木植物。根系发达；茎圆柱形，茎灰褐色（枝条紫红色具短刺），分枝力强，树型紧凑、矮化（成龄树高2米）；叶深绿色，长椭圆形先端钝，叶缘有钝锯齿；花淡黄色，两性，花盘梅花状，单花聚伞形花序；果赭红色，近球形，皮薄，肉奶黄；种子红褐色，扁椭圆形，粒小。单果重15克以上，最大单果重32克。

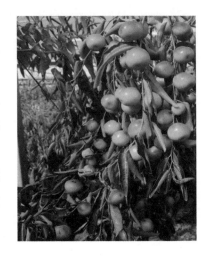

内在品质：肉质细嫩、汁多渣少、清香味甜、酥脆爽口。富含蛋白质、氨基酸（15种）、糖类、维生素、膳食纤维、矿物质（36种）等活性物质，尤其是总糖、维生素C、维生素P、钾含量高（总糖含量达28%以上，维生素C含量高出一般鲜枣的2倍、柑橘的10倍、苹果和桃的60倍，维生素P含量为百果之冠），总氨基酸、铁含量较高，矿物质、可溶性膳食纤维较多（膳食纤维含量达10%），脂肪、钠含量较低。也含有一定的谷氨酸、赖氨酸、精氨酸、苹果酸、酒石酸、山楂酸、B族维生素、钙、镁、磷、铜、铁、黄酮、环磷酸腺苷等物质，还含有微量的维生素E、锰、锌、硒等。具有提高免疫力、抗氧化、抗衰老、抗过敏、增强心肌收缩、扩张血管、促进红细胞生长与胃肠蠕动、增强食欲、防止黑色素沉积、改善睡眠、通九窍、缓解疲劳等功能。

食用方法：生食、榨汁、煲汤、煮粥，加工成果脯或糕点。

食疗价值：味甘、性温，入脾胃经。具有健脾开胃、保肝养血、宁心安神、益智润肺、补血行气、通便排毒、褪斑养颜等功效。对肝病、心脑血管疾病、过敏性紫癜有辅助治疗作用，对缺铁性贫血有预防作用，对腹泻、健忘症、失眠、疲劳有改善作用，对黑斑、皮肤粗糙有缓解作用，对消化不良、便秘有辅助化解作用。

温馨提示：挑选矮生鲜枣当以颜色赭红、果皮光滑无皱纹、果肉丰满、无虫眼的为上品。矮生鲜枣性温，热盛痰多、便秘人群以及经期女性不宜多食。

14. 柠檬

形态特征：柠檬又名柠果、洋柠檬、益母果等，为芸香科柑橘属多年生常绿小乔木植物，喜温怕冻，多生长在南方地区。依据果皮颜色可分为黄柠檬和青柠檬两类。根系发达，再生力强，须根分布浅；茎圆筒形，主干分枝力较强，枝条紫色具稀刺；叶浓绿色，叶椭圆形先端尖，叶缘有锯齿；花淡紫红色，两性，头状花序；果淡黄色或青绿色，果皮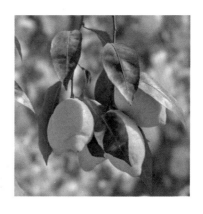较厚，果形卵形或椭球形，先端有乳状突起，果肉黄色或淡黄色，汁多；种子淡黄色，长卵形两端尖。以果肉、果汁为食用部分，单果重 60 克左右。

内在品质：果肉疏松、汁多味酸。富含氨基酸、糖类、维生素、膳食纤维、矿物质、类黄酮、橙皮苷等物质，尤其是柠檬酸、钾、挥发性油含量高，奎宁酸、苹果酸、维生素 C 以及钙、锌等矿物质含量较高，脂肪、钠含量较低，不含胆固醇。也含有一定的蛋白质、维生素 E、果胶、镁、磷，以及微量的烟酸、维生素 B_1、维生素 B_2、胡萝卜素、铁、铜、锰、硒等。具有抗氧化、增强血管弹性、促进人体新陈代谢、促进胃液分泌和胃肠蠕动、阻止结石形成与病菌侵入、防止脂肪和色素沉积等功能。柠檬被誉为"柠檬酸仓库""维生素 C 缺乏病克星"。

食用方法：榨汁，鲜切泡红酒，与辣椒配伍作凉拌佐料，干制成饮片。

食疗价值：味酸甘、性寒，入肺、肝、胃经。具有润肺行气、生津健胃、疏肝凉血、减脂解疲、褪斑软结、镇静安胎、杀菌治泻、去腥驱虫、调节酸碱度、增强记忆等功效。对吸烟人群可降低咽炎、支气管炎的发生概率，对心脑血管疾病有预防作用，对肥胖人群有减脂减肥的作用，对脘腹痞胀、烦躁、咳痰、便秘、疲劳有缓解作用，对妊娠期女性有安胎作用，对腹泻、健忘症有辅助治疗作用，对色斑、结石有褪斑、软结作用。

温馨提示：挑选柠檬当以果色金黄、果形丰满、果皮硬朗、手托有重感的为上品。柠檬的果酸含量高，最好不与海鲜、牛奶等高蛋白食物同食，以免引起蛋白质凝固而形成钙结晶。

15. 红心火龙果

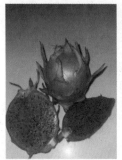 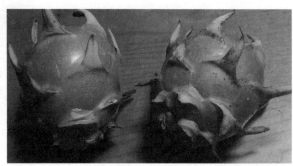

形态特征：红心火龙果又名红火龙果，为仙人掌科多年生肉质攀缘植物。根系发达，须根多，大量分布在土表层，具气生性；茎深绿色、粗壮，茎具三棱、二棱或四棱（节间凹陷处具小刺，棱角边缘附刺座），分枝多，匍匐生长；叶退化成扁棱茎；花白色或黄白色，硕大芳香；果为浆果，呈椭球形，皮红肉红；种子黑色细小，附着在果肉中。以果肉为食用部分，花也可泡茶饮，单果重 100 ～ 200 克，最大单果重达 300 克。

内在品质：肉厚质疏、微甜爽口。富含植物性白蛋白（一般果蔬中少有的）、糖类、维生素 C、维生素 B_2、烟酸、花青素、胡萝卜素、膳食纤维以及铁、磷、镁、钾等多种矿物质，尤其是花青素、低聚糖、维生素 C、水溶性膳食纤维和铁等含量高。具有抗氧化、清除自由基、抗衰老、促进红细胞生长和肠胃蠕动、抑制血斑块形成、避免重金属被人体吸收、阻止细胞变异等功能。干花可泡茶，能止咳明目。

食用方法：生食，捣汁做饮品，花可干制成茶品。

食疗价值：味甘、性平，入胃、大肠经。具有抗衰老、防贫血、舒肝明目、保护胃黏膜、润肠防便秘、预防心脑血管疾病和阿尔茨海默病、降糖减肥、美肤除斑、解毒、抑制肠癌等作用。植物性白蛋白不仅起到美白皮肤的作用，还可与金属离子结合起到排毒作用；富含的铁是制造血红蛋白不可缺少的元素，摄入适量的铁还可以预防贫血。

温馨提示：挑选红心火龙果当以果皮色泽红润、外形较圆且饱满、鳞片较小、手抛有重感的为上品。红心火龙果总糖含量不高，但升糖指数较高，糖尿病患者不建议多食。

第三章

果蔬质量安全与食材推荐

根据中西医结合的现代生物医学模式和西医内科学系统分类法，结合不同果蔬的营养价值以及适时进补、科学膳食的方略，本着辨证施补的原则，从果蔬营养差异化角度选配食材。

第一节 季节时辰与饮食

季节与养生休戚相关，大自然授予生命的自然法则是"春生、夏长、秋收、冬藏"，已被我国中医学所弘扬。这个生命赖以生存繁衍的自然法则启示人们，健康养生必须顺应季节变换调理和平衡膳食。春季万物生发，以养肝疏泄为主；夏季万物峥嵘，以养心喜凉为主；秋季万物肃杀，以养肺收敛为主；冬季万物收藏，以养肾温阳为主。四时调养，相得益彰。

时辰与健康至关重要，人的生物钟显示，饮食不可随意妄为，否则惹病上身。据医学专家提示，两餐间隔时间不超过 4 小时，食物在胃肠内就难以排空，会加重胃肠负担。十二时辰中，子时、午时都是养生最关键的时辰，子时（23:00—1:00）阳生，养膀胱，忌夜宵；午时（11:00—13:00）阴生，养心，忌暴食。同时，其他时辰也有健康饮食的戒律。如卯时（5:00—7:00）日出，养大肠，忌饮酒；辰时（7:00—9:00）日升，养胃，忌空腹；巳时（9:00—13:00）日正，养脾，忌辛辣；未时（13:00—15:00）日西，养小肠，忌多食；戌时（19:00—21:00）日暮，养血，忌大荤；亥时（21:00—23:00）定昏，养三焦，忌饮茶。日本东京大学的一项研究发现，如果晚餐与睡觉时间间隔不到 2 小时，就会影响胃黏膜修复，增加胃炎甚至胃癌风险。西方多项研究还显示，深夜进食会导致线粒体中产生多余的自由基，增加男性前列腺和女性乳腺肿瘤发生风险。我国医学界的临床实践表明，晚餐吃得太油太饱，患心脏病的风险会提高40% 以上。故此，22:00 以后进餐不可取。

如何吃得健康，除了应季应时，吃什么、吃多少也很重要。中国营养学会根据食物的种类、重量和我国居民的膳食结构特点，发布了《中国居民膳食指南》，将中国居民平衡膳食宝塔分为 5 层：第一层谷薯类，第二层果蔬类，第三层鱼禽肉蛋，第四层奶类、大豆、坚果类，第五层烹调油和食盐。其中蔬菜和谷物所占的比例最大，为 35% ～ 55%。此外，发酵食品也是人类巧妙利用有益微生物制造的一类加工食品，如纳豆、酸奶等食品在发酵时，有益微生物分泌的酶能裂解细胞壁，提高营养素的利用价值，被长寿之国日本列为长寿文化而广泛推崇。人们如何巧妙摄取果蔬营养、保持健康，应做到综合配选、适时膳食、四季养生。最好的食谱在均衡，最美的医生在厨房。

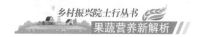

第二节 膳食营养素供需量参考

一 食物营养素每日供应量国际标准

世界卫生组织提供的各种营养素的每日供应量标准：蛋白质 20%～30%，脂肪 15%～20%，碳水化合物 55%～60%，维生素占 0.3% 左右，矿物质中常量与微量元素占 5% 左右。

二 人体对食物结构与每日摄取量国家标准

根据《中国居民膳食指南（2019）》所提供的数据，折合日摄取食物量为 1240～1920 克，其中谷薯杂豆类 250～400 克（全谷物与杂豆 50～150 克，薯类 50～100 克），果蔬类 500～900 克（水果 200～400 克，蔬菜 300～500 克），肉类（畜禽）50～75 克，鱼类（含虾、蟹、贝类）50～100 克，蛋类 25～50 克，奶及奶制品 300 克，大豆及坚果类 40～65 克（大豆 30～50 克，坚果 10～15 克），烹调油 25～30 克。以上不含水的日摄取量。

第三节　果蔬质量安全新认识

➤ 品牌农产品的定义与质量管理要求

1. 有机农产品

定义：有机农产品是指纯天然、无污染、高品质、高质量、安全营养的高级食品。它是根据有机农业原则和有机农产品生产方式及标准，在农业地理质量优良的产地环境和封闭循环状态下生产加工出来的，并通过国家有机食品认证机构认证的农产品。

要求：在生产加工过程中不使用化肥、农药、生长调节剂和添加剂等人工合成的化学投入品，也不使用基因工程技术。其生产过程和标志使用受政府监管机构抽查、检测、监督。

2. 绿色食品

定义：绿色食品是指遵循可持续发展原则，产自优良生态环境、按照绿色食品标准生产、实现全程质量控制、经过中国绿色食品权威机构认证、获得绿色食品标志使用权的安全且优质食用农产品。

要求：绿色食品分为 AA 级和 A 级两类，两者要求既有相同点也有不同点。相同点在于产地环境都要符合 NY/T 391 的要求，遵循绿色食品生产技术标准，生产过程遵循自然规律和生态学原理，不使用基因工程技术，病虫害防治按照农药标签标注的范围、方法和剂量使用农药，产品达到安全间隔期方可采收，采收的产品符合绿色食品标准，经专业权威机构许可使用绿色食品标志。同时，其生产过程和标志使用要受政府监管机构抽查、检测、监督。不同点在于 AA 级绿色食品比 A 级的标准高。AA 级绿色食品的农业投入品管理与有机农产品相近，不使用人工合成的肥料、农药、兽药、添加剂等化学投入品。A级绿色食品可使用化学合成投入品，但须限量使用。

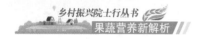

3. 农产品地理标志

定义：农产品地理标志是指农产品来自特定地域，产品品质和相关特征主要取决于自然生态环境和历史人文因素，并经国家权威机构审查认定登记，取得以地域名称冠名的特有农产品标志。

要求：农产品地理标志是区域公用品牌的重要载体，所属农产品必须是来自种植业、林业、畜牧业和渔业等的初级农产品。为避免公共资源垄断，根据农产品地理标志执行登记申请人和标志使用人不为同一主体的原则，由登记申请人提出标志登记申请。省级农业行政主管部门完成申请材料的初审和现场核查，并提出初审意见。农业农村部农产品质量安全中心收到申请材料和初审意见后，对申请材料进行审查，提出审查意见，并组织专家评审。经专家评审通过的，由农业农村部农产品质量安全中心代表农业农村部对社会公示。农产品地理标志实行公共标识与地域产品名称相结合的标注制度。

有机农产品、绿色食品、农产品地理标志统称为"两品一标"。

二 果蔬易残留的有害物与预防方法

果蔬在生产过程中易受农药残留污染、重金属污染、环境污染等污染，自身也会产生一些有害物质。例如，有机磷、有机氯、氨基甲酸酯类等有毒农药，铅、镉、汞、铬等重金属，江河湖海中的微塑料，茄碱、秋水仙碱等有害生物碱，以及黄曲霉毒素、亚硝酸盐等毒素。本书仅就普通民众认知较少的有害物质介绍如下。

1. 重金属

密度在 4.5 克 / 厘米^3 以上的金属统称为重金属。对人体有危害的重金属主要有锑、铅、钒、汞、钴、铬、镉、铝、铊、锡、锰等，但真正能被果蔬吸附的仅有镉、汞、铅、铬等少数重金属。砷不是重金属，但其危害性质与重金属性质相同，故也列入重金属中讨论。化学农药、化肥、化学饲料添加剂均含有国家标准限量值以下的重金属。据官方检测机构和科研机构的抽样检测数据显示，重金属富集在植物体内的含量由高到低分别为根、叶、茎、花、果。果蔬中菇类易吸附重金属，但含量一般在 0.01 ～ 0.3 毫克 / 千克。除在极少数海鱼、稻米中偶有检出重金属（铅、镉、汞）含量超标外，大多数果蔬以及其他动植物产品中的重金属含量未超过国家限量值标准。建议成年人少吃动物内脏，以及矿区周边的根菜类蔬菜和种植在公路两旁的果蔬（即使喜欢吃，每周不超过1次），适量吃菌藻和根菜类蔬菜；多吃鱼肉、禽肉等白肉，以及芽菜类、果菜类、茎菜类、花菜类蔬菜和水果。

铅（Pb）：铅超标主要损害大脑、肝肾、胃和神经，影响红细胞和白细胞的合成，阻止神经递质释放，破坏胃黏膜。并且，易引起胎儿脑发育异常和老年人记忆力减退，导致贫血、心脑血管疾病、胃炎以及癌症发生。常吃大蒜、喝牛奶可防止铅污染。食品安全国家标准中新鲜蔬菜（芸薹类蔬菜、叶菜类蔬菜、豆类蔬菜、生姜、薯类除外）和新鲜水果（蔓越莓、醋栗除外）的铅限量值为 0.1 毫克 / 千克。

镉（Cd）：镉超标主要损害肝肾、胃肠和骨骼，引起骨质疏松、四肢麻木、牙齿黄斑、嗅觉减退等症，严重者会导致肝肾功能失调、高血压等心脑血管疾病。菠菜、冰菜有吸附镉的能力，但含量都在国家标准控制范围之内。常吃黑木耳可防止镉污染。食品安全国家标准中新鲜蔬菜（叶菜类蔬菜、豆类蔬菜、块根和块茎类蔬菜、茎类蔬菜、金针菜除外）和新鲜水果的镉限量值为 0.05 毫克 / 千克。

汞（Hg）：汞超标主要损害大脑、肝脏和视力神经，易造成视力下降、记忆力减退、肝损伤或肝纤维化。常吃胡萝卜可防止汞污染。食品安全国家标准中新鲜蔬菜的汞限量值为 0.01 毫克 / 千克。

铬（Cr）：铬超标主要损害胃肠、肝肾和皮肤，影响皮肤细胞修复，易引起鼻炎、胃溃疡、皮炎、皮肤癌、眼球充血、头疼、腹痛、呕吐、四肢麻木、精神异常。常吃绿豆可防止铬污染。食品安全国家标准中新鲜蔬菜的铬限量值为 0.5 毫克 / 千克。

砷（As）：砷虽为非金属，但毒性不亚于以上重金属。砷超标主要损害肺、肝肾、胃肠、肌肉、皮肤，干扰细胞代谢，易使皮肤色素沉积或过度角质化，引起细胞变异和肺、肝、肾功能异常，导致声音嘶哑、鼻炎、咽炎、支气管炎、色斑、血管性疾病、消化道疾病、肝肾功能早衰，甚至有呼吸困难、皮肤癌发生。食品安全国家标准中新鲜蔬菜的砷限量值为 0.5 毫克 / 千克。

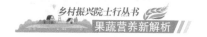

此外，钒伤心肺，铊致神经炎，锑和钴对皮肤有放射性损伤，日常生活中要多加注意这些重金属含量超标。

重金属的毒性虽对人体造成伤害，但有的重金属能对人体起到以毒解毒、点石成金的疗效。无论是藏药、苗药还是中药，都有利用重金属成分的秘方。例如，藏药利用汞（水银）、金等重金属，苗药利用锰、铅、镉等重金属，中药利用朱砂（含有汞）、雄黄（含铅）、矾（含硫酸铜）等。这些药都是经过特殊而严密的炮制工序加工而成的，且金属粒子已经达到纳米级别，其重金属含量微乎其微。与天珠、珊瑚、中草药一起熬制成珍宝类药物，服用后不仅能防毒解毒、强身健体、通脉驻颜，还常用于心脑血管疾病、风湿病的治疗。因此，我们要科学理智地认识重金属、利用重金属。

2.微塑料

（1）定义：微塑料是指直径小于 5 毫米的化学塑料碎片或者化学塑料颗粒。常见化学成分有聚乙烯、聚氯乙烯、聚苯乙烯、聚丙烯等。

（2）来源：被称为"白色污染"的微塑料，来自塑料餐具、塑料包装袋（盒）、塑料瓶等化学塑料制品以及农用薄膜废弃物的纤维化、碎片化颗粒。而真正造成危害的微塑料则广泛存在于海洋、湖泊、河流等水环境中，即使在深达 1 万多米的马里亚纳海沟也检测到了微塑料。据美国对 10 多个国家的自来水采样检测发现，83% 的水被微塑料污染。

（3）危害：微塑料最小的颗粒直径在 1 微米以下，小到能够穿透细胞膜，并随血液进入全身循环，进而攻击免疫系统、阻止脂肪代谢、增加血液耗氧、影响胃肠与大脑功能。如果人体每周摄取 5 克的微塑料，就会导致人体免疫力下降，并伴有肥胖症、脑损伤、心脑血管疾病的发生风险。同时，随着微塑料在人体内的不断聚集，继而出现腹泻、胃肠道出血等一系列并发症。

近年来，微塑料的危害轰动全球。英国科学家首次在人体血液中检测到了微塑料；意大利科学家发现胎盘中含有微塑料碎片；荷兰环境研究科学家在采集志愿者血样检测后发现，77% 的志愿者血液中含有微塑料；美国权威机构对人体粪便进行检测后发现，婴儿粪便中的微塑料含量是成人的 10 ～ 20 倍。越来越多的证据证明，微塑料摄入是导致身体疾病的新元凶。

（4）预防措施：塑料制品在 70℃的环境中开始释放微塑料颗粒，在 95℃以上的环境中就会大量释放微塑料颗粒，而且温度越高释放的微塑料颗粒成倍增长。因此，日常生活中要尽量避免微塑料的摄入，以玻璃或者陶瓷制品为盛放食物的器具比较安全，可降低微塑料对人体造成的损伤。尤其是调味品、酱制品、食用油脂等不要选择塑料制品贮存。不能用一次性塑料餐具、塑料瓶泡茶，更不能二次使用。儿童奶瓶、耐高温塑料餐具也不要置于微波炉等高温下加热。对于购置果蔬用的塑料袋要尽量避免反复使用，这样在一定程度上可降低摄入微塑料的风险。

3. 黄曲霉毒素

黄曲霉毒素是黄曲霉、寄生曲霉产生的次生代谢物，主要损害肝脏，易引起人体免疫力下降，导致肝脏细胞变异，并有严重的致癌、致畸、致突变作用。霉变的食品易产生黄曲霉毒素，特别是花生、玉米、稻米、核桃等。食品中黄曲霉毒素含量在 0.03 ～ 0.05 毫克 / 千克时为低毒 ,0.05 ～ 0.1 毫克 / 千克时为中毒，大于 0.1 毫克 / 千克为高毒。国家规定果蔬中黄曲霉毒素的限量值为 0.005毫克 / 千克。

4. 嘌呤

嘌呤是指一种含氮的杂环有机化合物，主要存在于动植物体内，嘌呤本身对人体没有毒害，而且具有提供能量、调节代谢、组成辅酶的作用。但需注意的是，嘌呤进入人体内被氧化后会形成尿酸，血液中的尿酸水平会随着人体中嘌呤水平的升高而升高，从而产生危害。正常人群如果摄取过多高嘌呤食物会引起高尿酸血症，从而导致痛风；高尿酸人群食用过多中嘌呤食物同样也会触发痛风。国家对嘌呤食物的判定标准：每 100 克食物中嘌呤含量低于 25 毫克的为低嘌呤食物，每 100 克食物中嘌呤含量在 25 ～ 150 毫克的为中嘌呤食物，每 100 克食物中嘌呤含量高于 150 毫克的为高嘌呤食物。果蔬中的嘌呤含量一般不高，但也有极少数果蔬较高。

低嘌呤果蔬：鲜莲米、冬瓜、南瓜、丝瓜、苦瓜、网纹甜瓜、胡萝卜、黄瓜、番茄、生姜、瓠瓜、彩椒、西葫芦、西瓜、茄子、青椒、洋葱、韭菜、生菜、苋菜、小葱、小白菜、大白菜、芹菜、甘蓝、芥菜、荠菜、土豆、芋头、凉薯、甘薯、葛根、黑木耳、石榴、菠萝、葡萄、苹果、梨、香蕉、桃、枇杷、杨桃、木瓜、芒果、橙子、橘子、柠檬、李、红枣、黑枣、车厘子、草莓、核桃等。

中嘌呤果蔬：毛豆、豌豆、菜豆、扁豆、花生、油菜薹、大葱、竹笋、大蒜、金针菇、海鲜菇、杏鲍菇、银耳、海带、蘑菇、鳄梨、葵花子、腰果、杏仁、板栗、绿豆、红豆、干莲米等。

高嘌呤果蔬：芦笋、香菇、黄豆芽、豌豆芽、紫菜、绿豆芽、火龙果、甘蔗、人参果、海棠果、黑豆、黄豆等。

5. 草酸

草酸是一种代谢产物，多种蔬菜中都富含草酸，尤以菠菜、苋菜等蔬菜中含量最高。人体内草酸含量高会刺激胃黏膜，导致腹痛、腹泻。草酸易与人体中的钙离子结合形成草酸钙，导致胆结石、肾结石和低钙血症。

每 100 克蔬菜中草酸含量＞ 1000 毫克的有菠菜、苋菜等；每 100 克蔬菜中草酸含量≤ 1000 毫克且≥ 500 毫克的有空心菜、甜菜、金针菜、香椿等；每 100 克蔬菜中草酸含量＜ 500 毫克且≥ 100 毫克的有韭菜、小白菜、蒜薹、油菜薹、芫荽等；每 100 克蔬菜中草酸含量＜ 100 毫克且≥ 60 毫克的有薯尖、竹笋、茭白、菜豆、扁豆、青椒、抱子甘蓝、花椰菜、芋头等；每 100 克蔬菜中草酸含量＜ 60 毫克且≥ 10 毫克的有莜麦菜、胡萝卜、茼蒿、菊苣、紫甘蓝、豇豆、苦瓜、韭黄、薹韭、莲藕、芜菁、茄子、瓠瓜、番茄、西葫芦、豌豆、丝瓜、魔芋等。水果中草酸含量较低，一般每 100 克水果中草酸含量在 2 ～ 10 毫克。结石人群食用果蔬时草酸含量不超过 60 毫克／日。

6. 茄碱

茄碱又名龙葵碱、龙葵素等，是茄科植物中自身合成的生物碱毒素。茄碱主要通过线粒体攻击神经系统和肠胃。如果过量食用含有这种毒素的蔬菜，会导致恶心呕吐、腹痛腹泻、抽筋晕厥，严重者出现器官衰竭甚至死亡。含有茄碱的蔬菜有发绿或发芽的土豆以及未成熟的青番茄、紫茄等。但人们也不必过度紧张，茄碱遇醋稳定性减弱，遇高温易分解。发绿或发芽的土豆可挖芽后油炸食用，或加一勺醋漂水 45 分钟以后捞起再高温烧熟吃。未成熟的青番茄、紫茄炒熟食用即可。总之，只要不大量食用都不会有食物中毒的风险。

此外，据有关资料显示，茄碱有杀菌、杀虫、杀毒以及抗击肺癌和前列腺癌等作用，还具有治疗癫痫和咳嗽哮喘的作用。

7. 秋水仙碱

秋水仙碱属于生物碱，味苦，具有毒性，主要影响肝脏、胃肠、骨髓等。大量食用含秋水仙碱的果蔬会出现胸闷心悸、恶心呕吐、腹痛腹泻等症状，严重者会导致肝功能异常、再生障碍性贫血和便血昏迷。含有秋水仙碱的蔬菜有金针菜、金针菇等。秋水仙碱易溶于水，焯水后的金针菇无毒性，但新鲜金针菜需要摘除花丝后焯水 1 ～ 2 分钟捞起，再浸泡 1 小时以上才失去毒性。每 100 克食物中秋水仙碱含量低于 0.2 毫克为低毒，每 100 克食物中秋水仙碱含量在 0.2 ～ 0.3 毫克为中毒，每 100 克食物中秋水仙碱含量在 0.3 毫克及以上为高毒。

8. 亚硝酸盐

亚硝酸盐进入人体内易与低价血红蛋白结合生成高铁血红蛋白，导致血红蛋白失去携氧能力，导致人体缺氧，出现乏力、头晕、心悸、恶心呕吐、呼吸困难等症状，严重者会抽搐、昏迷甚至死亡。亚硝酸盐主要存在于腌制烧烤食品中，果蔬中的烟熏制品、隔夜叶菜易产生亚硝酸盐。大多数果蔬残留的亚硝酸盐含量低于 0.07 毫克 / 千克，常吃大蒜可在一定程度上抵抗亚硝酸盐危害。亚硝酸盐含量在 0.2 ～ 0.3 毫克 / 千克（含 0.3 毫克 / 千克）为低毒，在 0.3 ～ 0.5 毫克 / 千克（含 0.5 毫克 / 千克）为中毒，高于 0.5 毫克 / 千克为高毒。

9. 致病菌

一些腐烂变质或受损的蔬菜，容易滋生病菌，食用后易致病致癌。如腐烂变质的银耳会产生大量的酵米面黄杆菌，食用后胃部会感到不适，严重者可出现中毒性休克；甘薯若储藏不当或有损伤裂口的地方，易受黑斑病菌侵染而引起霉变，若食用会中毒，轻者恶心呕吐、腹痛腹泻，重者则有体温升高、呼吸困难、肌肉震颤、瞳孔放大等症状，甚至危及生命。

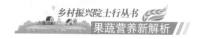

第四节　果蔬质保卫生与食用安全

一　果蔬质保期与农药残留超标的基本含义

1. 果蔬质保期

果蔬质保期是指果蔬的品质在一定储存条件下能够得到保持而不腐烂变质的期限。

2. 果蔬农药残留超标

果蔬农药残留超标是指果蔬在生产过程中使用了未经准许使用的农药，导致产品农药残留量严重超标的现象；或者在生产过程中使用了准许使用的农药（中低毒性农药），但未达到安全间隔期而采收上市，致使产品农药残留量超过国家限量值标准。

二　果蔬营养质保期与农药残留安全间隔期

1. 果蔬营养质保期

果蔬营养质保期就是果蔬保持其营养价值的期限，其长短除受温度、湿度等环境影响外，还与其内含物质和生长过程中受有害微生物侵染密切相关。如硝酸盐在叶菜内的含量就高于其他果蔬，因此，存放时间稍长或烹调加热 2 次以上，会导致更多的硝酸盐转化为致癌物亚硝酸盐，当食物中亚硝酸盐含量达到 20 毫克 / 千克时就易引起中毒。据有关机构测试，炒熟的隔夜叶菜的亚硝酸盐含量达到了 7 毫克 / 千克，虽未达到食物中毒剂量，但常吃这种菜就会影响人体健康。又如黄曲霉毒素也是一种致癌物，它是曲霉菌的次生代谢物，常存在于土壤和植物中，特别是花生、玉米、水稻、核桃在生长过程中极易被曲霉菌寄生，这些农产品一旦被曲霉菌寄生，在其存放期间就会产生黄曲霉毒素。如此等等不胜枚举。所以，购买果蔬后一定要尽快食用，以保持新鲜和营养价值，如当天吃不完的果蔬可用保鲜膜包好存放在冰箱里，但不能超过质保期。

同时，从膳食平衡考量，购买果蔬要讲究颜色搭配、品种变换、时令应季。果蔬的营养结构各异，表现在形态特征上也不尽相同。为避免营养相克、质量变性，现将部分果蔬最佳存放时间分述如下。

（1）叶菜类：精细叶菜、结球叶菜等一般保鲜期 1 ～ 2 天，冷藏质保期 3 天（野生叶菜 2 天）。

（2）果菜类：瓠果类蔬菜一般保鲜期 2 ～ 3 天，冷藏质保期 5 ～ 7 天，茄果类、荚果类蔬菜一般保鲜期 2 天，冷藏质保期 3 ～ 5 天。而菱角、莲蓬保鲜期仅 1 天，质保期 2 ～ 3 天。

（3）地下根茎类：一般保鲜期 3 ～ 4 天，常温质保期 5 ～ 7 天，而甘薯、凉薯等薯类和母芋则可保持 30 天左右，且营养素丢失少。

（4）鳞茎类：一般保鲜期 3 ～ 5 天，冷藏质保期 7 ～ 10 天。

（5）地上茎菜类：一般保鲜期 3 天，冷藏质保期 7 天。

（6）花菜类：一般保鲜期 2 ～ 4 天，冷藏质保期 7 天。

（7）芽菜类：一般保鲜期 1 天，冷藏质保期 2 ～ 3 天。

（8）菌藻类：一般保鲜期 2 天，冷藏质保期 5 天。

（9）水果类：一般保鲜期 5 ～ 7 天，冷藏质保期 10 ～ 15 天。而柑橘、苹果等冷藏质保期高达 30 天，鳄梨、梨冷藏质保期达 20 天，柿子、香蕉常温质保期为 3 ～ 4 天，草莓、李、桃冷藏质保期仅有 1 ～ 3 天。

（10）坚果类：常温质保期半年。

以上各类果蔬的储藏方法除坚果类、薯类常温保存外，其他果蔬一般净菜（果）加工后用保鲜袋（膜）包装冷藏，有条件的可采用真空包装冷藏。超过质保期易造成营养素流失，鲜食果蔬甚至造成营养物质锐减，严重时会腐败变质。

2. 果蔬农药残留的安全间隔期

蔬菜和水果在生产过程中可使用准许使用的农药，但在施药后，一部分农药会附着在叶面或果实上，一般情况下需要 7 天或更长的时间才能降解到无害化，因此应把握好果蔬采收的安全间隔期。一般夏秋的安全间隔期为 7 ～ 10 天，冬春的安全间隔期为 15 天以上。如果未到安全间隔期就采收果蔬或者在生产中使用禁用的高毒高残留农药，极易造成食物中毒事件。

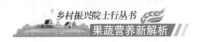

三　果蔬农药残留的发生期与风险品种

果蔬病虫害的发生视温度和湿度的变化而定。当温度达到 9℃以上时害虫开始活动，15℃以上活动活跃，当温度在 22～32℃、空气相对湿度在 55%～75% 时可达到为害高峰。病害在高温高湿或低温寡照的情况下都会发生。长江流域农作物病虫害一般发生在每年 4—11 月，农药使用频繁。极易造成农药残留超标的果蔬有小白菜、韭菜、豇豆、大白菜秧、空心菜、苋菜、萝卜缨、茼蒿、芹菜、莜麦菜、早熟大白菜、扁豆、甘蓝、早熟菜薹、菜心、黄瓜、菜豆、薯尖、茄子、辣椒、番茄、莴苣、菠菜、荠菜、紫背天葵、芫荽、草莓、李、桃、梨、樱桃、鲜枣、苹果、葡萄等。

四　果蔬农药残留简易降解方法

降解农药残留的方法很多，主要有物理法、生物法和化学法三种。而物理降解法中的储藏法虽可降解农药残留，但久藏容易导致营养成分丢失。现介绍 6 种不致营养素丢失的简便易行方法。

（1）冲洗法。将购买回的果蔬放入 5 倍以上的清水中，冲洗 2～3 次后浸泡 20～30 分钟即可捞起，冲洗后备用。

（2）焯水法。将购买回的果蔬去除外叶或蒂把后，放入八成开的热水中，焯水 1 分钟左右捞起备用，此法可降解果蔬中 70%～90% 的农药残留。

（3）削皮法。将购买回的果蔬用温水稍洗一下，再用水果刀削皮后即可备用。

（4）小苏打处理法。将购买回的果蔬放入 5 倍以上的清水中，用 3%～5% 的小苏打浸泡 10～15 分钟后捞起，再清洗 2～3 次即可。

（5）生物酶处理法。将购买回的果蔬放入盆中，添加生物酶清洗剂 3～5 克，再用清水冲洗 2～3 次即可捞起备用。

（6）臭氧处理法。有条件的家庭可购买臭氧冲洗机，将购买回的果蔬放入臭氧机中清洗，清洗完后即可捞起备用。

第五节　果蔬采后和储运过程中营养物质变化

一　果蔬采后及储运过程中营养物质的变化

水果蔬菜在采收后，仍然在不断发生生理和生化变化，营养物质变化的总趋势是向着减少与劣变的方向发展，但也有例外。大多数新鲜的水果和蔬菜在成熟之前就被采摘，在储运过程中充分成熟。一般来讲，某些维生素（尤其是维生素 C）和抗氧化剂在收获后立即开始下降，并在储运期间继续下降。例如，青豌豆在收获后的 24 ～ 48 小时内损失了 51% 的维生素 C。大多数在冷藏或室温贮藏的蔬菜中，抗氧化活性下降。在某些水果中，如香蕉、烟台梨、柿子等，通常发生后熟作用，使其变软变甜，增加芳香风味，从而改善了水果的品质。

在运输过程中，果蔬通常储存在冷冻的环境中，并用化学药品处理以防止变质。如果冷冻条件适当，冷冻和新鲜的果蔬可能有相同的营养价值，如草莓、蓝莓、花椰菜、西蓝花、豌豆等。但是有些蔬菜在冷藏时，如土豆、洋葱、大蒜因低温春化打破休眠而发芽或抽薹，大量消耗体内的养分，使其营养价值大大降低。有些农产品保存时间较长，如苹果和梨，在销售之前可以在受控的条件下储存 12 个月。然而，当冷冻产品储存超过一年时，一些营养物质会开始分解。此外，某些蔬菜在冷冻之前所进行的烫漂等加工处理会导致水溶性营养物质的流失，如抗氧化剂、B 族维生素和维生素 C。

研究表明，速冻可以保存营养价值，新鲜和速冻产品的营养物质含量相似。在超市购买果蔬时，速冻产品的营养价值可能与新鲜果蔬相同，或在某些情况下甚至比新鲜果蔬更有营养。有时，速冻产品是替代新鲜果蔬更方便和划算的选择。

二　在储运过程中影响果蔬品质的主要因素

在果蔬储运过程中，影响果蔬品质的主要因素有温度、湿度、气体、机械

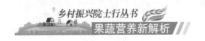

损伤和微生物侵染。

温度是影响果蔬储运品质的首要因素，根据果蔬种类的不同采用不同的温度。温度过高会引起腐烂失水等，温度过低则可能发生冷害冻害。在储运过程中尽量避免库温或箱温波动，因为波动的温度，即变温储运，会刺激果蔬水解酶的活性，促进果蔬呼吸，增加糖类消耗，缩短储藏时间，降低果蔬品质。同时，果蔬储运要保持适当的湿度。湿度过高容易引起霉烂以及多种生理病害，比如苹果的褐腐病、柑橘的水肿病等；湿度过低则容易失水，导致果蔬萎蔫、失重、变黄。氧气和二氧化碳对果蔬的呼吸、成熟和衰老都有很大的影响，适当地提高二氧化碳浓度、降低氧气浓度会对呼吸有一定的抑制作用。一般来说，大多数果蔬储运过程中较合适的二氧化碳浓度为 1%～5%，二氧化碳浓度过高会对果蔬组织造成不可逆的伤害。机械损伤对果蔬的呼吸有促进作用，比如擦伤的番茄在 20℃下成熟时，会增加呼吸强度和乙烯的产生。果蔬受损后，造成开放性伤口，给微生物的侵染打开了方便之门，微生物的生长发育进一步促进了呼吸作用，滋生病害，不利于储运。

因此，在果蔬储运过程中，要针对果蔬生理变化特点，提供适当的温度、湿度和气体等储运环境，有效降低果蔬呼吸作用带来的危害，避免机械损伤，防止病害发生，从而延长果蔬生命周期，使其保持新鲜。

第六节　果蔬食材推荐

➤ 呼吸系统疾病人群推荐果蔬

养肺益肺以白色的果蔬为主：百合、白木耳（银耳）、芡实、白茄、白萝卜、莲藕、藕带、莲米、茭白、白梗芹、长白苦瓜、白玉霜丝瓜、粉皮冬瓜、芸豆、白豇豆、白扁豆、蘑菇、竹荪、海鲜菇、杏鲍菇、羊肚菌、金针菇、白梨瓜、白花椰菜、大蒜、雪梨、荔枝、香蕉、白桃、白果、杏仁、白柚、白心火龙果、甘蔗、榛子、开心果等。

1.感冒

（1）推荐食用的果蔬：多食含氨基酸、维生素C的果蔬。如胡萝卜、彩椒、蒜薹、薹韭、番茄、南瓜、甘薯、黄瓜、紫苏、彩色大白菜、菠菜、板蓝根青菜、生菜（尤其是波士顿生菜）、大蒜、洋葱、生姜、豇豆、花生、莴苣、花椰菜、西蓝花、西蓝薹、荸荠、香菇、马兰、铁皮石斛、猕猴桃、蓝莓、橙子、橘子、柚子、苹果、草莓、红枣、桃、樱桃等。小验方："芫荽＋生姜＋红糖"按照9∶3∶2的比例煎制成芫荽姜汤，早晚各1服，3天可见好转；紫苏烧青黄瓜等菜肴均可防治风寒感冒。

（2）慎食的果蔬：不宜吃生冷、辛辣、过甜的果蔬。如尖椒、凉薯、西瓜、香蕉等。

2.咳嗽、支气管炎

（1）推荐食用的果蔬：独蒜、百合、铁皮石斛、鱼腥草、魔芋、蒜薹、白茄、紫苏、紫山药、紫背天葵、萝卜芽、芹菜、香蒜、藜蒿、菠菜、紫胡萝卜、白萝卜、绿皮萝卜、羊肚菌、蘑菇、莲藕、慈姑、豆瓣菜、土豆、番茄、洋葱、莴苣、毛豆、苦瓜、金皮西葫芦、黄瓜、冬瓜、荸荠、荔浦芋头、大白菜、板蓝根青菜、生菜、荠菜、油菜薹、雪里蕻、黑木耳、银耳、竹笋、冬菇、马兰、薄荷、枇杷、鸭梨、罗汉果、杨梅、葡萄柚、柚子、苹果、黄金百香果、火龙果、石榴、橙子、橘子、黄桃、草莓、杏仁等。小验方："山药 + 鸭肉"煨汤喝能清肺止热咳；"白菜根 + 冰糖"煎汁服用可使咳嗽症状缓解；"茄子蒂煎水"早晚口服可治热咳。

（2）慎食的果蔬：尖椒、小白菜、韭菜、薹韭、芫荽、花生、海带、海苔等。

3. 鼻炎

1）过敏性鼻炎

（1）推荐食用的果蔬：黄瓜、番茄、棱角丝瓜、苦瓜、冬瓜、胡萝卜、油菜薹、西瓜、大白菜、雷竹笋、雪梨、火龙果、荸荠、柚子、红枣、桑葚、苹果、橙子等。

（2）慎食的果蔬：尖椒、芋头、海带、紫菜、海苔、芒果、桂圆、荔枝等。

2）慢性鼻炎

（1）推荐食用的果蔬：百合、独蒜、银耳、黄瓜、土豆、叶菜类、白花椰菜、白萝卜、苹果、雪梨、翠冠梨、橄榄、枇杷、橙子、橘子、香蕉、白心火龙果、黄金百香果、樱桃等。小验方："紫苏 + 生姜 + 葱白"煎汁，早晚服用半个月。

（2）慎食的果蔬：金针菜、尖椒等。

4. 哮喘

（1）推荐食用的果蔬：百合、铁皮石斛、鱼腥草、独蒜、虫草参、襄荷笋、胡萝卜、山药、魔芋、紫苏、羊肚菌、银耳、芡实梗、茭白、黄瓜、西瓜、网纹甜瓜、茄子、水芹、豆瓣菜、枸杞尖、樱桃萝卜、大白菜、板蓝根青菜、菠菜、芥菜、香蒜、樱桃番茄、菇类、紫菜、豆类、芽菜类、竹笋、荆芥、生姜、小葱、梨、橘子、柚子、猕猴桃、苹果、果冻橙、荸荠、阳光玫瑰葡萄、白心火龙果、橄榄、杏仁等。小验方：取板栗南瓜 1 个，在离蒂把不远处开口挖瓤（蒂把处作为盖子），加蜂蜜 36 克、冰糖 18 克后盖上南瓜盖，再放在器皿中蒸熟后食用，每周 2 次，一个月为一疗程。

（2）慎食的果蔬：小白菜、辣椒、韭菜、芫荽、豌豆、香椿、蕨菜、金针菜、榴莲、芒果、桃、李子、椰子、香蕉、开心果、榛子、胡桃、腰果、板栗、松子等。

5.鼻出血

（1）推荐食用的果蔬：百合、荠菜、芹菜、芥菜、金针菜、枸杞尖、空心菜、西蓝花、白萝卜、冬瓜、丝瓜、蚕豆、番茄、黄瓜、花生、莲藕、荸荠、小白菜、大白菜、银耳、香椿芽、西瓜、打瓜、蒲公英、梨、苹果、猕猴桃、红心火龙果、杨桃、樱桃、香蕉、柿子、柚子等。小验方："红糖＋藕节把"煎汁，早晚服用一周。

（2）慎食的果蔬：慎食酸辣果蔬。

二 循环系统疾病人群推荐果蔬

养心安神以红色果蔬为主（包括紫色果蔬）。红色果蔬包括红菜薹、番茄、红辣椒、红苋菜、猪血扁豆、红豇豆、西瓜、心里美萝卜、樱桃萝卜、甜菜、襄荷笋、红苹果、红枣、红心火龙果、红柚、雪桃、红提、山楂、血橙、樱桃、杨梅、草莓等。紫色果蔬包括紫茄、紫辣椒、紫皮洋葱、紫背天葵、紫甘蓝、紫生菜、紫苏、紫薯、黑土豆、紫山药、黑花生、紫胡萝卜、紫菜豆、紫苋菜、紫叶莴苣、鹰嘴豆、紫红豇豆、紫梗小白菜、紫叶大白菜、紫茨实梗、芋头荷、紫皮甘蔗、橄榄、板栗等。据有关资料显示，荔枝宜上火攻心，心火重者不宜食用。

1.心脑血管疾病

据有关资料显示，心脑血管疾病高发人群一般过量食用油脂含量高的食物（尤其是动物油脂）、胆固醇含量高的食物，缺少对钾、锌、镁、膳食纤维、维生素E、维生素C、叶酸、类黄酮、白藜芦醇等物质的摄取，而许多果蔬有降脂降压的作用。

（1）推荐食用的果蔬：紫皮洋葱、海藻、魔芋、铁皮石斛、虫草参、葛根、大蒜（尤其是独蒜）、蘑菇、黑木耳、香菇、竹荪、银耳、棱角丝瓜、花生芽、萝卜芽、西蓝花芽苗菜、紫背天葵、藜蒿、冰菜、山药、紫茄、蒜薹、薹韭、西蓝花、西蓝薹、番茄、胡萝卜、大茎芥蓝、红苋菜、木耳菜、莲米、花生、白萝卜、紫生菜、迷你西芹、辣椒、土豆、豌豆、毛豆、黄瓜、网纹甜瓜、莴笋、冬笋、菠菜、紫菜、火葱、橙子、葡萄柚、柠檬、国光苹果、山楂、椰子、蓝莓、草莓、夏黑葡萄、红心火龙果、桑葚、柿子、樱桃、猕猴桃、李、鲜枣、鸭梨、杨桃、胡桃、桂圆、木瓜、杏仁、核桃、黄豆、黑豆、绿豆等。

小验方："大蒜＋生姜＋蜂蜜"捣乱煎汁早晚喝 3 个月。

（2）慎食的果蔬：香蕉、榴莲、松子等。

2. 血管性紫癜

（1）推荐食用的果蔬：以清淡的饮食为主，适当补充含有维生素 C 的果蔬。西蓝花、西蓝薹、大蒜、薹韭、紫皮洋葱、豌豆、菠菜、冰菜、紫茄、花生（去皮）、山药、油菜薹、白萝卜、彩椒、香瓜、黄皮洋葱、土豆、扁豆、葛根、牛蒡、莲藕、芹菜、番茄、紫苏、马兰、紫薯、菌藻类、芽菜类、胡萝卜、西瓜、草莓、鲜枣、苹果、橙子、橘子、桂圆、柚子、柠檬、菠萝、核桃等。小验方："红枣＋枸杞"煎汁早晚喝，可逐渐缓解血管性紫癜。

（2）慎食的果蔬：忌辛辣刺激性食物，少食油腻食物。尖椒、荆芥、芫荽、芒果等。

三 消化系统疾病人群推荐果蔬

养脾健胃以黄色果蔬为主（包括橙色、灰色、棕色果蔬）。黄色果蔬包括菊芋、黄金瓜、金皮西葫芦、黄狼南瓜、黄色番茄、黄皮胡萝卜、韭黄、蒜黄、黄心乌（皱叶小白菜）、黄芽白（黄心大白菜）、黄皮洋葱、土豆、黄心甘薯、花生、猴头菇、木瓜、芒果、丰水梨、鸭梨、柠檬、枇杷、菠萝等。橙色果蔬包括板栗南瓜、橙子、广柑、橘子等。灰色果蔬包括魔芋、芋头、凉薯、平菇、鱼腥草、灰灰菜、马齿苋、春笋、桂圆、椰子等。棕色果蔬包括荸荠、草菇、赤松茸、鳄梨、油桃、蛇皮果等。据有关资料显示，李伤脾，脾虚者不宜食用。柿子富含单宁，易造成胃消化不良。

1. 胃炎

（1）推荐食用的果蔬：心里美萝卜、胡萝卜、樱桃番茄、茄子、苦瓜、迷你冬瓜、水果型节瓜、迷你黄瓜、菊芋、生菜、菠菜、芫荽、冰菜、豆瓣菜、莴苣、大茎芥蓝、青椒、百合、黄皮洋葱、毛豆、芽菜类、抱子甘蓝、小白菜、大白菜、紫薯、土豆、猴头菇、草菇、海鲜菇、赤松茸、平菇、马兰、黄豆、甘蔗、猕猴桃、夏黑葡萄等（另外，芒果还可治呕吐）。

（2）慎食的果蔬：少食生冷、辛辣刺激性食物与粗纤维食物。生蒜、尖椒、蕨菜、苜蓿菜、雪里蕻、金针菜、野韭、香芹、刀豆、扁豆、芸豆、枸杞尖、竹笋等。

2. 胃肠功能紊乱

（1）推荐食用的果蔬：叶菜类、菊芋、番茄、茄子、黄瓜、西瓜、苦瓜、花椰菜、西蓝花、紫苏、金针菇、莴苣、大茎芥蓝、红菜薹、藕带、芡实梗、花生芽、山药、土豆、荸荠、白豇豆、荔枝、山楂、红枣、石榴、苹果、草莓、木瓜、桃、蓝莓、树莓、葡萄柚、葡萄等。

（2）慎食的果蔬：忌辛辣、油炸、生硬、易胀气食物。少食芹菜、蕨菜、雪里蕻、枸杞尖、芸豆、南瓜、芋头、洋葱等。

3. 消化性溃疡

（1）推荐食用的果蔬：以清淡、纤维少、易消化的食物为主。番茄、茄子、黄瓜、冬瓜、莴苣、胡萝卜、白萝卜、菠菜、生菜、豆瓣菜、荸荠、藕带、芡实梗、牛蒡、猴头菇、香菇、草菇、赤松茸、木耳、食用芦荟、柿子、木瓜、芒果、红枣、红心火龙果、猕猴桃、葡萄、樱桃、树莓、血橙、杏仁、红柚等。小验方：一把香瓜子加水 10 ～ 12 倍，再加 2 勺蜂蜜煎 20 分钟后起锅，早晚温服。

（2）慎食的果蔬：赤豆、生蒜、洋葱、芫荽、芹菜、雪里蕻、蕨菜、苜蓿菜、辣椒、菠萝、柿子、桃等。

4. 肠炎痢疾

（1）推荐食用的果蔬：马齿苋、鹅肠菜、独蒜、葛仙米、甜豌豆、香蒜、蒜薹、洋葱、苜蓿菜、蕨菜、四叶菜、莼菜、马兰、生菜、菠菜、白菜、紫苏、紫山药、菊芋、樱桃萝卜、绿皮萝卜、瓠瓜、葫芦、扁豆、火葱、菠萝、柠檬、樱桃、山楂、苹果、乌梅、杨梅、桂圆、荔枝、葡萄（尤其是夏黑葡萄）、柿子、椰子、无花果等。小验方：马齿苋快炒熟前加蒜泥和小麻油，起锅空腹食用。

（2）慎食的果蔬：忌辛辣、生冷、油腻食物。辣椒、花生仁、金针菇、芥菜、芹菜、韭菜、芡实、白薯、香蕉、荸荠、梨等。

5. 腹胀

（1）推荐食用的果蔬：鱼腥草、樱桃萝卜、白萝卜、黄瓜、冬瓜、猪血扁豆、叶菜类、芫荽、牛蒡、山药、独蒜、蒜薹、香蒜、秋葵、油菜薹、南瓜、丝瓜、绿豆芽、春笋、草菇、猴头菇、羊肚菌、竹荪、木耳、金针菇、火葱、香蕉、梨、金橘、山楂、葡萄柚、夏黑葡萄、乌梅、果冻橙、车厘子、火龙果等。小验方："茶叶水煮饭"可治腹胀或消化不良。

（2）慎食的果蔬：甘薯、芋头、土豆、板栗等。

6. 便秘

（1）推荐食用的果蔬：春笋、魔芋、菊芋、百合、甘薯、黑土豆、慈姑、洋葱、红秋葵芽、杏鲍菇、绿豆芽、棱角丝瓜、水果型节瓜、大茎芥蓝、牛蒡、迷你黄瓜、豆瓣菜、紫甘蓝、藜蒿、抱子甘蓝、薯尖、荠菜、豌豆尖、韭菜、紫生菜、彩色大白菜、薹韭、迷你冬瓜、荷兰豆、甜豌豆、猪血扁豆、香瓜、花生芽、紫菜、大蒜、蒜薹、芋头、水芹、空心菜、菠菜、苦瓜、白萝卜、西蓝花、松花菜、茼蒿、甜菜、蘑菇、木耳、香菇、海带、蕨菜、四叶菜、枸杞尖、苜蓿菜、草莓、猕猴桃、梨、香蕉、黄金百香果、鲜枣、火龙果、苹果、果冻橙、橙子、柚子、橘子、杨梅、黄桃、松子、核桃、胡桃等。小验方："胡桃仁＋粳米"炖粥喝可缓解便秘症状。

（2）慎食的果蔬：忌辛辣食物。辣椒、大葱、荔枝、桂圆、榴莲等。

7. 痔疮

（1）推荐食用的果蔬：鱼腥草、马齿苋、白萝卜、空心菜、鲜莲米、芹菜、韭菜、迷你黄瓜、瓠瓜、丝瓜、菜瓜、冬瓜、节瓜、茄子、番茄、球茎茴香、甘蓝、莴苣、紫苏、茼蒿、西蓝花、松花菜、油菜薹、菠菜、蕨菜、鹅肠草、苜蓿菜、食用芦荟、香蕉、无花果、猕猴桃、火龙果、柿子等。

（2）慎食的果蔬：忌辛辣、腥膻、生发食物。尖椒、生蒜、石榴、荔枝、桂圆、榴莲。

四　泌尿系统疾病人群推荐果蔬

肾保健以黑色果蔬为主（包括蓝色果蔬）。黑色果蔬包括黑木耳、黑豆、墨茄、紫菜、黑枸杞、黑李、桑葚、夏黑葡萄、乌梅、黑加仑、树莓、葵花子、西瓜子等。蓝色果蔬包括蓝莓、欧洲越橘等。据有关资料显示，杨梅含草酸盐，不利于肾脏排毒，对肾病人群不宜食用。

1. 前列腺疾病

前列腺疾病一般包括前列腺炎和前列腺增生，主要病因为自身免疫力下降，或缺锌、硒元素，或长期高脂饮食，或性生活过频。平时要注意清淡饮食，益补含 B 族维生素、维生素 E、锌、硒的果蔬，少食油腻食物。

（1）推荐食用的果蔬：鱼腥草、鹅肠菜、樱桃番茄、百合、西蓝花、西蓝薹、红秋葵芽、日本菜心、波士顿生菜、迷你黄瓜、水果型节瓜、虫草参、芦笋、瓠瓜、打瓜、板栗南瓜、胡萝卜、白花椰菜、豆瓣菜、金针菇、蕨菜、蘑菇、洋葱、马齿苋、绿豆芽、毛豆、豌豆、冬瓜、香瓜、西瓜、荸荠、苹果、猕猴桃、樱桃、夏黑葡萄、葡萄柚、甘蔗、石榴、柑橘、蓝莓、草莓、菠萝、梨、南瓜子、核桃、绿豆、红豆等。另据中日学者研究，富含黄酮的果蔬有抑制前列腺增生的作用。小验方：猕猴桃或葡萄榨汁饮用（早晚各一杯）可治前列腺炎；"冬瓜＋薏仁米＋冰糖"煮汤，对前列腺增生有食疗作用。

（2）慎食的果蔬：慎食辛辣刺激性、生发性、油腻性的食物。尖椒（尤其是野山椒、红尖椒）、生蒜、小茴香、荆芥等。

2. 结石

结石形成的因素主要有遗传因素、饮食习惯、生理代谢异常等。饮食当以清淡食物为主，不宜多食高脂肪、高胆固醇、高糖、高盐、高草酸以及辛辣食物。

（1）推荐食用的果蔬：荸荠、慈姑、魔芋、薤头、苜蓿菜、木耳（尤其是黑木耳）、西蓝花、西蓝薹、黑花生、打瓜、豆瓣菜、藜蒿、绿皮萝卜、胡萝卜、西瓜、凉薯、葡萄柚、猕猴桃、柠檬、胡桃、橙子、乌梅、梨、木瓜等。小验方：胡桃磨粉再添加冰糖和水，熬制成膏后早晚冲服，一周后可排石见效。

（2）慎食的果蔬：①草酸、单宁或嘌呤含量高的果蔬：野韭、芹菜、马齿

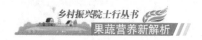

苋、红苋菜、空心菜、菠菜、韭菜、油菜、秋葵、生菜、苦瓜、茄子、番茄、芫荽、竹笋、芦笋、茭白、黄豆、黄豆芽、柿子、荔枝、桂圆、芒果、榴莲、花生等。②淀粉、脂肪或胆固醇含量高的果蔬以及辛辣果蔬：甜菜、辣椒、甘薯、土豆、甘蓝、草莓、无花果等。

3. 肾炎

（1）利尿推荐的果蔬：香菇、黄瓜、冬瓜、西瓜（尤其是迷你西瓜）、打瓜、花生、水果型节瓜、菜瓜、苦瓜、丝瓜、紫苏、独蒜、芹菜、韭菜、洋葱、白萝卜、番茄（尤其是樱桃番茄）、绿豆芽、藕带、莲藕、鱼腥草、草菇、银耳、金针菇、鸡腿菇、海带、红枣、丰水梨、翠冠梨、黄花梨、雪梨、苹果、葡萄柚、山楂、甘蔗、樱桃、猕猴桃、杨桃、桑葚、草莓、菠萝、柠檬、葡萄、核桃、红豆、绿豆等。

（2）慎食的食物：尖椒、香蕉、荔枝、石榴。

五　血液系统疾病人群推荐果蔬

1. 肝保健

（1）养肝推荐食用的果蔬：以青色果蔬为主（包括绿色果蔬）。青色果蔬包括青甘蓝、西蓝花、西蓝薹、芥菜、芥蓝、芫荽、枸杞尖、薯尖、莼菜、四棱豆、打瓜、青皮冬瓜、迷你冬瓜、迷你西芹、棱角丝瓜、青皮苦瓜、刺黄瓜、迷你黄瓜、绿皮萝卜、菜瓜、乌塌菜、海带、青苹果、青枣、青柠檬、青橘、阳光玫瑰葡萄等。绿色果蔬包括空心菜、春韭、雪里蕻、豌豆尖、莴苣、瓠瓜、菜心、油菜薹、毛豆、刀豆、豌豆（尤其是甜豌豆）、蚕豆等。据有关资料显示，榴莲性热，易上火损肝。小验方："丝瓜＋泥鳅"煮汤，每周食用2～3次，对肝炎有食疗作用。

（2）肝炎慎食的果蔬：慎食辛辣、生发性果蔬。辣椒、荆芥、大蒜、腌制菜等。

2. 脑保健

（1）养脑推荐食用的果蔬：彩色番茄、虫草参、棱角丝瓜、魔芋、葛根、蘑菇、冰菜、莲米、藕带、芡实、紫山药、紫皮洋葱、豆瓣菜、莼菜、西蓝花芽苗菜、抱子甘蓝、独蒜、菠菜、芹菜、韭菜、紫背天葵、金针菜、南瓜、黄瓜、花生（尤其是黑花生）、毛豆、土豆、荔浦芋头、黑木耳、银耳、海带、海藻、苹果（尤其是国光苹果）、草莓、香蕉、袖珍蓝莓、黄金百香果、葡萄柚、菠萝、猕猴桃、桑葚、火龙果、樱桃、山楂、柠檬、桂圆、葡萄、荔枝、鲜枣、核桃、腰果、板栗、黑豆等。另据日本学者研究发现，"毛豆＋花生＋啤酒"可增强记忆力。

（2）慎食的果蔬：人体缺乏维生素 B_2，过多食用汞含量高或过甜的果蔬，都会影响大脑神经元的认知功能。同时，膨化食品、过度烹炸食品的铝含量高，其反式脂肪酸不易被人体消化，会影响脑发育与记忆功能。

3. 贫血

（1）推荐食用的果蔬：多食富含蛋白质、维生素 C、B 族维生素、维生素 E 和含铁的果蔬。菠菜、南瓜、豆类、胡萝卜、番茄、莲藕、莲米、藕带、黑花生、紫背天葵、紫甘蓝、紫山药、红苋菜、莼菜、荠菜、金针菜、木耳、小茴香、发菜、红枣、苹果、红心火龙果、夏黑葡萄、提子、桂圆、荔枝、山楂、柑橘、香蕉、猕猴桃、樱桃、水蜜桃、血桃、黄桃、雪梨、黄花梨、木瓜、甘蔗、无花果、石榴、椰子等。

（2）慎食的果蔬：大蒜等辛辣蔬菜和柚子等凉性重的水果。

4. 淋巴结节

淋巴结节多为微生物侵染引发的免疫器官炎症，饮食当以高蛋白、低热的清淡食物为主。

（1）推荐食用的果蔬：多食富含维生素 A、维生素 C 的果蔬。菇类、绿豆、马齿苋、打瓜、西瓜、瓠瓜、黄瓜、冬瓜、丝瓜、芹菜、慈姑、荸荠、菱角、红豆、草莓、梨、柑橘、香蕉、柿子、红枣等。

（2）慎食的果蔬：尽量少食或不食辛辣刺激性食物和高热食物。辣椒、韭菜、芫荽、茴香、洋葱、大葱、小葱、姜等。

5. 静脉曲张

（1）推荐食用的果蔬：多食富含维生素 E 及钙、钾、镁等矿物质的果蔬。球茎茴香、荔浦芋头、棱角丝瓜、虫草参、襄荷笋、鹅肠菜、春笋、紫皮洋葱、黑土豆、番茄、大茎芥蓝、板栗南瓜、紫菜豆、樱桃萝卜、冰菜、洪山菜薹、毛豆、莲藕、冬瓜、西瓜、甜瓜、胡萝卜、白萝卜、莴苣、芹菜、油菜薹、甘蓝、菠菜、海带、紫菜、茯苓、香菇、杏鲍菇、地皮菜、国光苹果、无花果、蓝莓、果冻橙、葡萄、香蕉、樱桃、柠檬、柿子、金橘等。

（2）慎食的果蔬：慎食油腻、高盐、生冷食物。

六　内分泌系统疾病人群推荐果蔬

内分泌系统疾病多由体内分泌系统代谢异常引起，主要包括甲状腺疾病、淋巴结节、尿崩症、腺垂体功能减退症等。

1. 甲状腺结节

甲状腺结节诱因很多，如遗传因素、环境因素、精神压力等。就食物摄取因素看，主要是碘含量高、高热和辛辣的食物摄入过多。

（1）推荐食用的果蔬：适当食用高蛋白质、维生素含量多和低脂肪果蔬。番茄、魔芋、木耳、赤松茸、香菇、蘑菇、草菇、慈姑、豆类、瓠瓜、黄瓜、苦瓜、西瓜、甜瓜、凉薯、叶菜类、西蓝花、西蓝薹、红菜薹、油菜薹、莴苣、藜蒿、猕猴桃、桑葚、苹果、梨、桃、葡萄柚、果冻橙、山楂、红枣、菠萝蜜、草莓等。

（2）慎食的果蔬：尽量限制碘含量高的食品、辛辣食品与高热高脂食品的摄入。海带、海苔、尖椒、大蒜、蒜薹、薹韭、洋葱、火葱、茴香、芫荽、香芹、芥菜、甘蓝等。

2. 甲状腺功能亢进

甲亢是由甲状腺激素分泌过多、大量摄取碘、免疫力下降等而引起的疾病。饮食上当以清淡、低碘为主。

（1）推荐食用的果蔬：多吃富含蛋白质、B族维生素和维生素C的新鲜果蔬。豆类、菇类（尤其是木耳、香菇、松茸菇、金针菇）、大白菜、菠菜、西蓝花、西蓝薹、白花椰菜、洪山菜薹、茄子、洋葱、土豆、南瓜、冬瓜、丝瓜、芋头、甘薯、橘子、桃、苹果、梨、香蕉、坚果等。

（2）慎食的果蔬：少食或不食高碘、高脂肪、高胆固醇、辛辣的果蔬。海带、紫菜、海苔、发菜、甘蓝、尖椒、生葱、生蒜、薹韭、蒜薹、木薯、油菜等。

3. 甲状腺功能减退

甲减多因自身免疫性疾病、缺碘、手术或放射性治疗等引起。饮食当以清淡、富含铁的食物为主，适当摄入高热量、容易消化和含碘的食物。

（1）推荐食用的果蔬：多食番茄、黄瓜、菜瓜、甜瓜、西蓝花、豌豆、洪山菜薹、山药、韭菜、香芹、蘑菇、草菇、赤松茸等新鲜蔬菜，适当食用海带、紫菜、海苔、发菜等含碘的蔬菜，多食丰水梨、翠冠梨、猕猴桃、水蜜桃、苹果、菠萝、果冻橙、山楂、杏等含水分多的新鲜水果，可适当食用红小豆、胡桃。

（2）慎食的果蔬：慎食甘蓝、油菜、白菜、花生、黄豆、咸菜、尖椒、火葱、生葱、生蒜等，木薯、核桃、苦瓜、西瓜等应该少吃为好。

七 代谢疾病人群推荐果蔬

1. 痛风

痛风通常是由高尿酸血症引起的。过多摄入高嘌呤食物，就易引起尿酸合成增多。痛风患者应禁酒，每日嘌呤摄取量应严格控制在150毫克以内，蛋白质摄取量以80～90克/日为宜，脂肪摄取量以40～50克/日为宜，禁止食用高嘌呤食物，任意食用低嘌呤食物，还应补充含有维生素、矿物质的新鲜碱性果蔬。多饮水有利于尿酸的排除，保证饮水量达3000毫升/日以上。

（1）推荐食用的果蔬：①低嘌呤果蔬：藜蒿、番茄、芹菜、土豆、虫草参、牛蒡、白萝卜、大白菜、小白菜、莜麦菜、甘蓝、茄子、胡萝卜、西葫芦、苦瓜、黄瓜、冬瓜、南瓜、红枣、车厘子、胡桃等。小验方："薏仁米+红枣"熬汤或煮粥，可使痛风症状明显缓解。②碱性果蔬：黄瓜、胡萝卜、芋头、番茄、芹菜、莴苣、凉薯、莼菜、冰菜、空心菜、西葫芦、佛手瓜、菜瓜、西瓜、甘蓝、花椰菜、西蓝薹、油菜、土豆、豌豆尖、南瓜、莲藕、山药、牛蒡、冬瓜、网纹甜瓜、香瓜、瓠瓜、洋葱、鱼腥草、苹果、红枣、梨、菠萝、樱桃、桃、草莓、柠檬、香蕉、橘子、橙子、芒果、葡萄、蓝莓、无花果、树莓、柿子等。

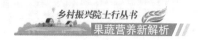

（2）慎食的果蔬：慎食中嘌呤、高嘌呤果蔬，有豌豆、豆芽菜、芦笋、紫菜、蘑菇、香菇、松子、杏仁、板栗、花生仁等。

2. 糖尿病

（1）推荐食用的果蔬：可食用低热量、膳食纤维含量较高、含糖量与升糖指数较低的果蔬。魔芋、菊芋、独蒜、西蓝花、紫甘蓝、莼菜、金针菇、迷你黄瓜、青皮苦瓜、板栗南瓜、黑花生、荠菜、菠菜、冬瓜、打瓜、樱桃萝卜、马齿苋、枸杞尖、菜瓜、瓠瓜、番茄、茄子、洋葱、白萝卜、牛蒡、薯尖、生菜、芹菜、花椰菜、彩椒、香蒜、木耳、香菇、海鲜菇、鸡茸菇、芦笋、竹笋、食用仙人掌、苹果、袖珍蓝莓、葡萄柚、柚子、石榴、柠檬、李、樱桃、杏、橘子、黄桃、杨梅、草莓、菠萝、核桃等。小验方："苦瓜＋山药＋黑木耳＋辣椒"切丝，与葱、蒜、姜烩炒食用，具有降糖作用。

（2）慎食的果蔬：少食高热量、含糖量与升糖指数高的果蔬。芋头、土豆、甘薯、扁豆、紫菜、百合、四棱豆、凉薯、芸豆、葛根、海苔、野藕、慈姑、豌豆、菱角、茎用甜菜、网纹甜瓜、西瓜、桂圆、榴莲、鲜枣、火龙果、山楂、枇杷、沙棘、碧根果、干枣、芡实米、赤豆、绿豆、干莲米、白果、板栗等。

3. 骨质疏松

（1）推荐食用的果蔬：多食富含蛋白质、维生素（尤其是维生素D、维生素K）和钙、磷、镁等矿物质的果蔬。豆类、花生、胡萝卜、板栗南瓜、紫薯、绿秋葵、洋葱、蒜薹、荠菜、紫甘蓝、白花芥蓝、西蓝花、西蓝薹、松花菜、油菜薹、彩色大白菜、芹菜、薤头、韭菜、菠菜、紫茄、香瓜、马兰、萝卜缨、金针菜、球茎茴香、蘑菇、木耳、海带、紫菜、发菜、杨桃、苹果、葡萄、猕猴桃、樱桃、无花果、椰子、杏仁、大枣、柿子、橄榄、核桃、板栗等。小验方：每天吃3个板栗可治风湿性腰痛。

（2）慎食的果蔬：少食辛辣刺激性食物。茼蒿、芥菜、香蕉、荔枝等。

4. 肥胖症

（1）推荐食用的果蔬：多食富含B族维生素、膳食纤维和钙、锌、铁、镁等矿物质的果蔬。竹荪、蘑菇、香菇、杏鲍菇、黑木耳、葛仙米、魔芋、紫薯、迷你黄瓜、番茄、葛根、紫胡萝卜、西蓝花芽苗菜、绿皮萝卜、山药、独蒜、薤头、莼菜、蕨菜、金针菇、地皮菜、水果型节瓜、板栗南瓜、彩椒、黄皮洋葱、冬瓜、香瓜、土豆、紫茄、蒜薹、韭菜、枸杞尖、香蒜、金针菜、西蓝花、西蓝薹、菠菜、小白菜、薯尖、波士顿生菜、紫生菜、彩色大白菜、荠菜、白萝卜、西芹、水芹、菱角、豌豆、毛豆、豇豆、绿豆芽、莴笋、芦笋、海带、紫菜、海藻、火葱、食用仙人掌、国光苹果、山楂、葡萄柚、黄金百香果、蓝莓、桑葚、樱桃、猕猴桃、橙子、李、柠檬、黄桃、杨桃、板栗、赤豆、黄豆、黑豆等。另据报道，"豆腐＋海带"能预防肥胖症。

（2）慎食的果蔬：少食高脂、高糖、高热量的果蔬。花生、网纹甜瓜、芒果、榴莲、鳄梨、荔枝、桂圆、葡萄、百香果、菠萝蜜、柿子、番石榴、木瓜、榛子、核桃、松子、瓜子、葡萄干、蜜橘、蜜枣等。

八　结缔组织疾病人群推荐果蔬

1. 类风湿关节炎

类风湿关节炎应以提高自身免疫力为要，适当补充蛋白质、维生素 A、维生素 D、维生素 B、维生素 C、维生素 E 和钙、镁、锌、硒、硅、锰等矿物质，以强身健体。

（1）推荐食用的果蔬：藜蒿、甘薯、胡萝卜、山药、虫草参、芡实梗、葛根、牛蒡、莲米、土豆、南瓜、苦瓜、冬瓜、丝瓜、球茎茴香、野韭、紫皮洋葱、芥菜、菠菜、苤蓝、芹菜、白扁豆、芸豆、彩椒、马齿苋、菊苣、紫苏、金针菜、菊芋、生姜、蘑菇、黑木耳、香菇、草莓、桑葚、桂圆、柚子、红枣、山楂、苹果、葡萄、车厘子、桃、木瓜、菠萝、酸枣、核桃、杏仁、胡桃、芡实米、红小豆、黑豆、绿豆、南瓜子等。

（2）慎食的果蔬：竹笋、杏鲍菇以及重辛辣果蔬。

2. 色斑

色斑形成与遗传、紫外线照射、生活习惯、内分泌失调、微量元素缺乏等因素密切相关。多食富含维生素 C、维生素 E、维生素 A 和抗紫外线的食物，可预防黑色素的沉积。

（1）推荐可褪色斑的果蔬：番茄、豆瓣菜、胡萝卜、迷你黄瓜、迷你冬瓜、羊肚菌、棱角丝瓜、彩椒、山药、牛蒡、樱桃萝卜、白扁豆、毛豆、豌豆、地皮菜、西瓜、白菜、白萝卜、甘蓝、莲藕、蘑菇、茄子、青椒、草莓、猕猴桃、黄桃、葡萄柚、柚子、火龙果、樱桃、果冻橙、荔枝、桂圆、山楂、梨、橘子、柿子、鲜枣、香蕉、核桃、冬瓜子、南瓜子、葵花子、红豆等。

（2）慎食的果蔬：少食或不吃辛辣刺激性、腥发性、光敏感性、黑色的果蔬。茴香、生蒜、生葱、生姜、荆芥、芥菜、芫荽、香椿、马齿苋、芹菜、菠菜、灰灰菜、莴苣、苋菜、荠菜、油菜、黑木耳、香菇、紫菜、发菜、无花果、芒果、菠萝、鳄梨、柠檬等。

有研究发现，含有挥发辛辣气味和特殊气味的蔬菜大部分属于感光植物，长期食用这些蔬菜会让爱长斑的皮肤更容易长出色斑，但这些感光蔬菜在晚上或阴天食用并无大碍。如芹菜、芫荽、甘薯、土豆、菠菜、油菜等最好在晚上食用，白天食用后不宜在强光下活动。

另外，有学者称，将富含维生素 C、维生素 E、维生素 A 的果蔬榨汁外用，涂抹斑迹处可褪斑。

3. 湿疹

湿疹多因自身免疫力下降或外界环境刺激引起，饮食上当以清热利湿的果蔬为主。

（1）推荐食用的果蔬：铁皮石斛、迷你冬瓜、韭菜、青皮苦瓜、荸荠、慈姑、胡萝卜、迷你西瓜、黄瓜、棱角丝瓜、莲藕、藕带、鲜莲米、白菜、绿豆、草莓、梨、苹果、枇杷、葡萄柚、橘子、柿子、香蕉、木瓜等。

（2）慎食的果蔬：忌辛辣刺激性食物。朝天椒、线椒、春笋、芦笋、芥菜、儿儿菜、苋菜、茼蒿、莴苣、菌菇类（尤其是杏鲍菇）、菜豆、生葱、生蒜、生姜、小茴香、荔枝、桂圆、菠萝蜜等。

4. 皮肤过敏

（1）推荐食用的果蔬：金针菇、棱角丝瓜、樱桃番茄、西蓝花、西蓝薹、金皮西葫芦、荷兰豆、萝卜、白菜、西芹、水芹、油菜、莲米、苦瓜、黄瓜、瓠瓜、甘蓝、苹果、夏黑葡萄、红枣、梨、橘子、柿子、木瓜等。

（2）慎食的果蔬：忌辛辣刺激性、生发性食物。辣椒、生姜、大蒜、小葱、韭菜、洋葱、芫荽、大葱、蒜薹、薹韭、竹笋、芦笋、虫草参、香蕉、芒果、榴莲、柠檬、毛桃等。

九　生殖系统疾病人群推荐果蔬

1. 男性性功能障碍

（1）壮阳固精补肾的果蔬：多食含高蛋白、叶酸、镁、维生素C的果蔬。黑豆、黑花生、韭菜、野韭、薹韭、秋葵、牛蒡、葛根、枸杞尖、羊肚菌、草菇、芡实梗、香椿芽、西蓝花芽苗菜、油菜薹、番茄、西蓝花、西蓝薹、山药（尤其是紫山药）、胡萝卜、莲米、球茎茴香、菠菜、地皮菜、桂圆、桑葚、樱桃、猕猴桃、黄桃、荔枝、板栗、胡桃等。

（2）慎食的果蔬：少食含雌性激素、冷凉、具有杀精作用的果蔬。大蒜、大葱、芹菜、芫荽、鱼腥草、绿豆、冬瓜、黄瓜、绿豆芽、凉薯、苦瓜、丝瓜、柿子等。

2. 孕妇滑胎

（1）妊娠期推荐食用的果蔬：多食富含蛋白质和叶酸的果蔬。芡实梗、甜豌豆、四棱豆、藠头、洪山菜薹、番茄、紫苏、芹菜、菠菜、莴苣、小白菜、花椰菜、胡萝卜、芫荽、蘑菇、樱桃、猕猴桃、葡萄、梨、柠檬、橄榄、石榴、草莓等。

（2）慎食的果蔬：芜菁、独蒜、黑木耳、生姜、豆瓣菜、杏仁、火龙果、桂圆等。

3. 女性痛经

（1）推荐食用的果蔬：多食富含B族维生素和蛋白质的果蔬。小茴香、豆类、球茎茴香、襄荷笋、日本菜心、苋菜、荠菜、韭菜、马齿苋、花生、山药、虫草参、胡萝卜、莲米、菊芋、鱼腥草、榴莲、桂圆、石榴、红枣、山楂、猕猴桃、人参果、核桃等。小验方：小茴香籽煎汁早晚服用，可逐渐缓解痛经症状。

（2）慎食的果蔬：慎食辛辣、酸涩、生冷的果蔬。辣椒、荆芥、梨、柿子、

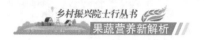

樱桃、芒果、草莓等。

十 其他杂症人群推荐果蔬

1. 脚浮肿

（1）推荐食用的果蔬：鱼腥草、雷竹笋、芡实梗、虫草参、百合、食用芦荟、紫菜豆、花生芽、紫皮洋葱、荠菜、苜蓿菜、四叶菜、襄荷笋、鹅肠菜、紫背天葵、莼菜、地皮菜、迷你黄瓜、迷你冬瓜、水果型节瓜、洪山菜薹、油菜薹、豌豆尖、日本菜心、黑土豆、葫芦、打瓜、西瓜、瓠瓜、绿秋葵、水芹、大蒜、莴苣、蚕豆、毛豆、甘薯、紫菜、海带、生姜、火葱、柚子、夏黑葡萄、菠萝、红枣、木瓜、香蕉、松子、榛子、绿豆、赤豆、黑豆、干豌豆等。小验方：青葫芦带皮水煮（不加盐和糖）摊凉，早晚饮用一次葫芦汁（不吃葫芦），一周内可见效。

（2）慎食的果蔬：腌制菜、芒果等。

2. 口腔溃疡

口腔溃疡多由缺乏蛋白质、维生素 C、维生素 B_2、锌、铁等引起。

（1）推荐食用的果蔬：四棱豆、甜豌豆、毛豆、花生、胡萝卜、黄瓜、西瓜、苦瓜、彩椒、青椒、菇类（尤其是香菇、松茸、黑木耳）、菠菜、苜蓿菜、芥蓝、萝卜缨、薯尖、绿豆芽、海带、紫菜、草莓、苹果、橙子、柚子、鲜枣、绿豆等。小验方："茄子蒂煎水"早晚漱口可治口舌生疮。

（2）慎食的果蔬：口腔溃疡不宜食用辛辣刺激性或带刺的食物，比如尖椒、小茴香、洋葱等。

3. 脱发

缺乏蛋白质、矿物质（钙、铁、锌、铜）和维生素（维生素 A、维生素 C、维生素 B、维生素 E），或者肾虚、内分泌失调等均可引起脱发。

（1）推荐食用的果蔬：豆类、板栗南瓜、甘蓝、胡萝卜、彩椒、芹菜、苋菜、菠菜、枸杞尖、芥菜、金针菜、花生、土豆、香菇、黑木耳、海带、紫菜、鹅肠菜、桑葚、桂圆、猕猴桃、葡萄柚、蜜橘、橙子、杨桃、红枣、核桃、香蕉、核桃、葵花子等。

（2）慎食的果蔬：忌辛辣油腻性食物。

4. 失眠

中医认为"心主神，肝主魂"，可见失眠多因肝火旺盛引起。

（1）推荐食用的果蔬：多食富含钙、镁、磷的碱性果蔬。豆类、土豆、山药、莲米、秋葵、山竹、百合、洋葱、羊肚菌、金针菜、荠菜、生菜（尤其是波士顿生菜）、莲藕、紫菜、海带、灵芝、苹果、桑葚、香蕉、葡萄、猕猴桃、荔枝、火龙果、梨、桃、樱桃、桂圆、酸枣、杏仁、核桃等。小验方：取20克洋葱加上20枚红枣煎汤喝，每周2～3次，一个月为一疗程。

（2）慎食的果蔬：不宜食用辛辣油腻食物。尖椒、胡椒、大蒜、蒜薹、生姜、韭菜、韭薹、大葱、小葱、小茴香、球茎茴香、芫荽、芹菜等。

5. 牙痛

（1）推荐食用的果蔬：多食用杀菌、清火或富含维生素的果蔬。大蒜、苦瓜、西瓜、番茄、茄子、胡萝卜、土豆、食用芦荟、柿子、柚子、橙子、梨、椰子、芒果等。小验方："茄子蒂煎水"早晚漱口可治牙痛。

（2）慎食的果蔬：忌辛辣、高糖、过硬的食物。尖椒、坚果、荔枝、桂圆、甘蔗、菠萝等。

6. 飞蚊症

（1）推荐食用的果蔬：樱桃番茄、紫胡萝卜、萝卜芽、红秋葵芽、芦笋、大茎芥蓝、紫山药、紫薯、黑土豆、西蓝花、西蓝薹、紫甘蓝、冰菜、荠菜、地皮菜、葛仙米、豌豆尖、金针菜、板栗南瓜、迷你黄瓜、青皮苦瓜、薯尖、菠菜、韭菜、芹菜、芫荽、蘑菇、黄心甘薯、苜蓿菜、枸杞尖、春笋、铁皮石斛、蓝莓、树莓、黄金百香果、草莓、黄桃、猕猴桃、果冻橙、香蕉、橙子、木瓜、枇杷、芒果、葡萄、鲜枣等。

（2）慎食的果蔬：忌辛辣刺激性食物。辣椒、大蒜、洋葱等。

参 考 文 献

[1] 陈炳卿. 现代食品卫生学 [M]. 北京：人民卫生出版社，2001.

[2] 程智慧. 蔬菜栽培学总论 [M].2 版. 北京：科学出版社，2019.

[3] 董朝菊. 最具营养价值水果排名 [J]. 中国果业信息，2012，29（12）：63.

[4] 段伟朵. 权威解读新农产品质量安全法（上）[J]. 农家致富，2022(20)：46-47.

[5] 段伟朵. 权威解读新农产品质量安全法（下）[J]. 农家致富，2022(21)：46-47.

[6] 方庆. 北方常见水果营养价值及高产策略 [J]. 中国果菜，2018，38（6）：45-47.

[7] 冯双庆，赵玉梅. 果蔬贮运学 [M].2 版. 北京：化学工业出版社，2008.

[8] 何平. 家庭健康小处方 [M]. 北京：中国人口出版社，2018.

[9] 何平. 健康生活小贴士 [M]. 北京：中国人口出版社，2016.

[10]《家庭书架》编委会. 自己是最好的医生 [M]. 北京：北京出版社，2008.

[11] 姜梅芳. 食疗与养生 [M]. 北京：华艺出版社，2008.

[12] 金海豚营养美食课题组. 家常菜 400 样 [M]. 北京：中医古籍出版社，2006.

[13] 开比努尔·再比布力，姑丽切克然·艾斯克，韩加. 坚果营养成分及保健功效的研究 [J].
    粮食与食品工业，2022，29（3）：32-36.

[14] 柯卫东，刘一满，吴祝平. 绿色食品水生蔬菜标准化生产技术 [M]. 北京：中国农业出版
    社，2003.

[15] 李丹芳，朱宏斌. 宝宝健康指南 100 问 [M]. 北京：中国人口出版社，2014.

[16] 李健. 图解药食同源食疗大百科 [M]. 福州：福建科学技术出版社，2014.

[17] 李新国. 热带果树栽培学 [M]. 北京：中国建筑工业出版社，2016.

[18] 李叶. 彩绘全注全译全解黄帝内经 [M]. 北京：北京联合出版公司，2014.

[19] 刘彦君，刘哲，孟祥红等. 基于多样度、匹配度和平衡度的常见蔬菜营养价值评价 [J].
    中国农业科学，2019，52（18）：3177-3191.

[20] 卢芳. 常用蔬菜的饮食营养学 [J]. 商业研究，1988(2)：40-45.

[21] 罗志. 吃安全 [M]. 武汉：湖北科学技术出版社，2014.

[22]（明）李时珍. 本草纲目：下 [M]. 北京：人民卫生出版社，1982.

[23] 倪克梁. 百菜治百病 [M]. 武汉：湖北人民出版社，2008.

[24] 倪克梁. 百果治百病 [M]. 武汉：湖北人民出版社，2008.

[25] 宁志明. 中老年防病养生百科 [M]. 北京：中国人口出版社，2007.

[26] 秋石. 女性美容与食疗保健 [M]. 北京：中国戏剧出版社，2007.

[27] 瑞雅. 补养全家的家常保健菜 [M]. 北京：中国人口出版社，2014.

[28] 宋建华，温发权，曲晨等. 家庭小菜 [M]. 呼和浩特：内蒙古人民出版社，2010.

[29] 宋纬文、王明军. 实用百果治百病 [M]. 福州：福建科学技术出版社，2021.

[30] 孙长颢，刘金峰. 现代食品卫生学 [M].2 版. 北京：人民卫生出版社，2018.

[31]《同仁堂养生馆》编委会. 杂粮养生事典 [M]. 北京：北京出版社，2016.

[32] 王新. 浅析北方蔬菜营养价值与栽培模式 [J]. 农业开发与装备，2022（4）：177–179.

[33] 王义国，白延波. 常见蔬菜的营养价值及生长要求 [J]. 中国果菜，2019，39（7）：73–76.

[34] 武汉市蔬菜办公室. 无公害蔬菜生产疑难解答 [M]. 武汉：武汉出版社，2000.

[35] 武妍妍，史文石，石新如等. 板栗坚果营养物质和抗氧化成分综合评价 [J]. 林业科学研究，2022，35（6）：12–22.

[36] 相坛坛，王明月，吕岱竹等. 香蕉果实中 VB2、VB6、叶酸含量测定及营养价值分析 [J]. 热带作物学报，2021，42（6）：1745–1749.

[37] 叶玉霞. 从热带水果里吃出健康 [J]. 海南人大，2016（6）：56.

[38] 于康. 饮食决定健康 [M]. 北京：文化艺术出版社，2011.

[39] 于谦林. 出口创汇蔬菜生产新技术 [M]. 北京：中国农业出版社，2002.

[40] 余玲利，魏增强. 名老中医养生智慧 [M]. 西安：西安交通大学出版社，2013.

[41] 张德纯. 蔬菜拉丁文学名的构成 [J]. 中国蔬菜，2008（9）：43–44.

[42] 张合成，唐园洁，孙林. 我与"菜篮子" [M]. 北京：中国农业出版社，2014.

[43] 张学忙. 实用蔬菜栽培技术图解 [M]. 武汉：湖北科学技术出版社，2005.

[44] 张玉星. 果树栽培学总论 [M].4 版. 北京：中国农业出版社，2011.

[45] 郑智龙，张慎璞，张兆合等. 果树栽培学 [M]. 北京：中国农业科学技术出版社，2011.

[46] 周山涛. 果蔬贮运学 [M]. 北京：化学工业出版社，1998.

[47] 紫娟，岑郁. 蔬菜保健食谱 [M]. 广州：广东旅游出版社，1999.

部分蔬菜中的化学成分见表 A.1。

表 A.1 部分蔬菜中的化学成分

蔬菜	水分（克）	蛋白质（克）	脂质（克）	碳水化合物（克）		灰分（克）	矿物质					维生素				
				糖分（克）	纤维（克）		钙（毫克）	磷（毫克）	铁（毫克）	钠（毫克）	钾（毫克）	维生素 A（微克）	维生素 B₁（毫克）	维生素 B₂（毫克）	烟酸（毫克）	维生素 C（毫克）
花椰菜（茎）	84.9	5.9	0.1	5.7	1.1	1.3	49	120	1.9	6	530	720	0.12	0.27	1.2	100
大蒜	60.3	8.4	0.1	28.7	0.9	1.6	15	200	1.0	6	720		0.21	0.11	0.9	13
芥菜（叶）	93.9	1.5	0.1	2.4	0.8	1.3	150	45	1.5	36	340	1300	0.06	0.11	0.5	42
细香葱	93.1	2.1	0.1	2.8	0.9	1.0	50	32	0.6	1	480	3300	0.05	0.19	0.6	25
芹菜（叶柄）	92.9	1.7	0.1	4.1	1.3	0.6	9	32	0.5	3	290	400	0.02	0.08	1.2	10
韭菜（茎叶）	84.9	2.7	0.1	10.2	1.2	0.9	50	48	1.2	4	380	610	0.10	0.14	0.6	12

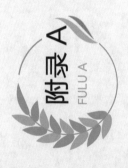

附录 A
FULU A

蔬菜	水分（克）	蛋白质（克）	脂质（克）	碳水化合物（克）		灰分（克）	矿物质					维生素				
				糖分（克）	纤维（克）		钙（毫克）	磷（毫克）	铁（毫克）	钠（毫克）	钾（毫克）	维生素A（微克）	维生素B₁（毫克）	维生素B₂（毫克）	烟酸（毫克）	维生素C（毫克）
菠菜（茎叶）	93.8	2.1	0.1	1.8	0.5	1.7	48	75	3.0	8	300	2300	0.08	0.30	1.0	10
白菜结球	95.9	1.1	0.1	1.9	0.4	0.6	35	36	0.4	5	23	13	0.04	0.04	0.4	22
甘蓝结球	92.4	1.4	0.1	4.9	0.6	0.6	42	27	0.4	6	210	18	0.05	0.05	0.2	44
生菜结球	95.7	1.0	0.2	2.0	0.5	0.6	21	24	0.8	1	220	130	0.06	0.04	0.2	6
花椰菜（花球）	90.5	3.3	0.1	4.4	0.8	0.8	24	60	0.7	12	380	7	0.10	0.10	0.6	65
甜玉米	74.7	3.3	0.4	18.7	1.2	0.7	3	80	0.6	1	300	44	0.16	0.14	2.4	10
菜豆	93.1	2.4	0.1	2.8	0.9	0.7	60	50	1.0	1	280	480	0.11	0.13	0.6	9
青毛豆	69.8	11.5	6.6	8.5	1.9	1.7	90	170	1.7	1	690	110	0.32	0.16	1.3	30
青豌豆	89.8	3.2	0.1	5.5	0.8	0.6	65	65	0.9	1	220	630	0.25	0.13	0.9	55
蚕豆（未熟）	68.1	12.5	0.2	16.9	0.8	1.5	25	280	2.7	1	510	50	0.35	0.23	1.7	15
黄瓜	96.2	1.0	0.2	1.6	0.4	0.6	24	37	0.4	2	210	150	0.04	0.01	0.2	13
越瓜	95.5	0.9	0.1	2.3	0.6	0.6	35	20	0.2	1	210	30	0.03	0.03	0.2	14
葫芦	94.5	1.0	0.1	2.9	0.9	0.6	14	30	0.4	1	200	250	0.05	0.07	0.3	120
西葫芦	88.9	1.3	0.1	7.9	1.0	0.8	17	35	0.1	1	330	620	0.07	0.06	0.6	15
南瓜	78.8	1.7	0.2	17.5	1.2	0.6	24	37	0.6	1	370	850	0.10	0.08	0.7	39

蔬菜	水分（克）	蛋白质（克）	脂质（克）	碳水化合物（克）		灰分（克）	矿物质					维生素				
				糖分（克）	纤维（克）		钙（毫克）	磷（毫克）	铁（毫克）	钠（毫克）	钾（毫克）	维生素A（微克）	维生素B₁（毫克）	维生素B₂（毫克）	烟酸（毫克）	维生素C（毫克）
冬瓜	96.0	0.4	0.1	2.7	0.4	0.4	16	15	0.2	1	170	0	0.01	0.01	0.3	41
青椒	90.8	2.0	0.3	4.9	1.3	0.7	12	36	0.5	2	370	290	0.07	0.17	1.5	90
红椒	91.2	1.4	1.2	2.3	3.3	0.6	7	25	0.7	2	270	2000	0.05	0.13	1.3	22
茄子	94.1	1.1	0.1	3.4	0.7	0.6	16	27	0.4	1	220	41	0.04	0.04	0.5	5
番茄	95.0	0.7	0.1	3.3	0.4	0.5	9	18	0.3	2	230	390	0.05	0.03	0.5	20
萝卜	93.9	1.1	0.1	3.7	0.6	0.6	27	60	0.4	11	290	0	0.03	0.03	0.1	15
藕	81.2	2.1	微量	15.1	0.6	1.0	18	60	0.6	28	470	0	0.09	0.02	0.2	68
茼蒿	86.2	0.6	0.1	12.6	0.3	0.2	6	15	0.2	1	100	0	0.03	0.02	0.9	10
洋葱	90.4	1.0	0.1	7.6	0.5	0.4	15	30	0.4	2	160	微量	0.01	0.1	0.1	7
生姜	91.1	0.9	0.1	6.3	0.8	0.8	12	23	0.3	4	340	0	0.03	0.03	0.7	2
慈姑（块茎）	65.3	6.3	0.1	26.4	0.6	1.3	5	150	0.8	3	600	0	0.12	0.07	19	3
百合	67.0	3.7	0.1	27.2	0.7	1.3	10	70	1.0	1	730	微量	0.08	0.07	0.7	10
芥菜	65.3	6.3	0.1	26.4	0.6	1.3	5	180	0.8	3	600	微量	0.12	0.07	1.9	3
胡萝卜（块茎）	90.4	1.2	0.2	6.1	1.0	1.1	39	36	0.8	26	100	7300	0.07	0.05	0.9	6
苤蓝	90.6	1.6	微量	6.1	0.9	0.8	40	40	0.3	10	340	50	0.05	0.07	0.3	60
芦笋	93.1	1.9	0.1	3.3	0.9	0.7	21	50	0.6	1	270	340	0.13	0.13	1.2	12

注：本表数据数据来源于日本科学技术厅资源调查会编制的资料，引自周山涛主编的《果蔬贮运学》。表中数据均为每100克可食用部分的含量。

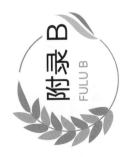

附录 B
FULU B

部分果蔬的拉丁学名见表 B.1。

表 B.1 部分果蔬中文名称和拉丁学名对照

中文名称	学名	中文名称	学名
黄瓜	*Cucumis sativus*	薤头	*Allium chinense*
节瓜	*Benincasa hispida* (Thunb.) Cogn. var. *chieh-qua* How.	洋葱	*Allium cepa*
冬瓜	*Benincasa hispida*	火葱	*Allium cepa* var. *aggregatum*
苦瓜	*Momordica charantia*	樱桃萝卜	*Raphanus sativus* var. *radculus pers*
丝瓜	*Luffa acutangula*	绿皮萝卜	*Raphanus sativus* var. *caudatus*
西瓜	*Citrullus lanatus*	紫胡萝卜	*Daucus carota* subsp. *sativus*
南瓜	*Cucurbita moschata*	牛蒡	*Arctium lappa*
香瓜	*Cucumis melo*	葛根	*Radix puerariae*
网纹甜瓜	*Cucumis melo* var. *reticulatus*	紫薯	*Solanum tuberdsm*

中文名称	学名	中文名称	学名
西葫芦	Cucurbita pepo	西蓝花	Brassica oleracea var. italica
樱桃番茄	Lycopersicon esculentum var. cerasiforme	西蓝薹	Brassica oleracea var. italica × B. alboglabra
茄子	Solanum melongena	金针菜	Hemerocallis citrina
彩椒	Capsicum annuum var. grossum	香椿	Toona sinensis
豌豆	Lathyrus odoratus	绿豆	Vigna radiata
四棱豆	Psophocarpus tetragonolobus	萝卜	Raphanus sativus
毛豆	Glycine max	野韭	Allium ramosum
菜豆	Phaseolus vulgaris	蕨菜	Pteridium aquilinum
菱角	Trapa natans	苜蓿	Medicago falcata
荷兰豆	Pisum sativum var. saccharatum	襄荷笋	Zingiber mioga
绿秋葵	Abelmoschus esculentus	春芋	Caulis Bambusae Germinatus
莲	Nelumbo nucifera	四叶菜	Marsilea quadrifolia
花生	Arachis hypogaea	莼菜	Brasenia schreberi
山药	Dioscorea polystachya	枸杞	Lycium chinense
荸荠	Eleocharis dulcis	蘑菇	Agaricus bisporus
魔芋	Amorphophallus konjac	草菇	Volvariella volvacea

中文名称	学名	中文名称	学名
芋	Colocasia esculenta	香菇	Lentinus edodes
土豆	Solanum tuberosum	金针菇	Flammulina velutipes
虫草参	Lycopus lucidus	羊肚菌	Morchella esculenta
芦笋	Asparagus officinalis	葛仙米	Nostoc commune var. sphaeroides
芡实	Euryale ferox Salisb. ex DC	地皮菜	Nostoc commune
大蒜（独蒜）	Allium sativum	苹果	Malus pumila
芥蓝	Brassica alboglabra	猕猴桃	Actinida chinensis Planch.
红菜薹	Brassica campestris var. purpuraria	蓝莓	Vaccinium spp.
菜心	Brassica campestris L. ssp. chinensis var. utilis	橙	Citrus sinensis
韭菜	Allium tuberosum	草莓	Fragaria × ananassa Duch.
甘薯	Ipomoea batatas	葡萄柚	Citrus × aurantium
豆瓣菜	Nasturtium officinale	葡萄	Vitis vinifera
荠菜	Capsella bursa-pastoris	车厘子	Prunus avium
皱叶菜	Brassica oleracea var. sabauda	黄金百香果	Passiflora edulis 'Golden'
冰菜	Mesembryanthemum crystallinum	黄桃	Amygdalus persica
紫背天葵	Begonia fimbristipula	梨	Pyrus spp.

中文名称	学名	中文名称	学名
紫生菜	*Lactuca sativa* var. *purpuria*	山楂	*Crataegus* spp.
波士顿生菜	*Lactuca sativa* var. *capitata*	枣	*Ziziphus jujuba*
紫甘蓝	*Brassica oleracea* var. *capitata* f. *rubra*	柠檬	*Citrus limon*
抱子甘蓝	*Brassica oleracea* var. *gemmifera*	火龙果	*Hylocereus costaricensis*
芫荽	*Coriandrum sativum*	桂圆	*Dimocarpus longan*
球茎茴香	*Foeniculum vulgare* var. *dulce*	荔枝	*Litchichinensis*
荆芥	*Nepeta cataria*	树莓	*Rubus corchorifolius*
鱼腥草	*Houttuynia cordata*	榴莲	*Durio zibethinus*
水芹	*Oenanthe javanica*	菠萝	*Ananas comosus*
藜蒿	*Artemisia selengensis*	山竹	*Garcinia mangostana*
百合	*Lilium brownii* var. *viridulum*		

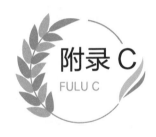

附录C
FULU C

森林蔬菜和森林水果

森林蔬菜也称山野菜、长寿菜，是指生长在森林地段或森林环境中，可作蔬菜食用的森林植物（根、茎、叶、花、果）、菌类和藻类，是重要的可食性植物资源。森林水果是指在森林环境下生长的各类水果及其制品，是重要的水果资源。近年来，森林蔬菜和森林水果身价倍增，越来越受到人们的青睐。由于与田间栽培环境大不相同，森林蔬菜和森林水果不仅味道鲜美，而且风味独特，人们亲切地称之为"林海山珍"。

我国森林蔬菜资源丰富，种类多，分布广。人们采食森林蔬菜有几千年的历史。《诗经》里就有"陟彼南山，言采其蕨""谁谓荼苦，其甘如荠""采薇采薇，薇亦作止""参差荇菜，左右流之"等诗句。《诗经》中说的"蕨"就是指蕨菜；"荠"就是指"荠菜"；"薇"即"薇菜"，就是指"豌豆苗"（一说"薇菜"是指紫萁的嫩茎）；《诗经》开篇《关雎》里的"荇菜"是多年生水生草本植物，茎多分枝，沉入水中，性近于荷花，花开时常弥覆顷亩，在太阳下泛光如金，茎与叶皆柔软滑嫩，可加米煮羹，存在几千年，至今仍被食用。明代的《救荒本草》一书，收录了414种可食用的植物。中国科学院植物研究所编绘了图文并茂的《中国野菜图谱》，为森林蔬菜的食用提供了科学依据。

森林蔬菜是林中珍品，我国可供食用的达6000多种，包括其根、茎、叶、花、果，如木本类的香椿、刺龙芽、黄连木、合欢、刺槐等，草本类的薇菜、鱼腥草、马齿苋、艾叶等，花菜类的槐花、菊花、金针菜、杜鹃花等，茎菜类的毛竹、枸杞、蕨菜等，根菜类的魔芋、桔梗、野百合、玉竹等，菌菇类的枞树菇、松茸、猴头菇、木耳、蘑菇等，不少是名贵的山珍。森林蔬菜如蕨菜、香椿、野百合等，随着季节的变化成了新鲜的时令山货。也有经过晒干后，一年四季上市的干品，如笋干、金针菜等。蕨菜、竹笋、香菇等加工制成的干品，已成为我国出口创汇的大宗土特产品。

森林水果是指在森林环境下生长的各类水果及其制品。我国有丰富的森林树木资源，其中可以用作水果食用的有 1000 多种，如苹果、蓝莓、荔枝、柚子、树莓、覆盆子、蓝莓、野李等，每年可提供几亿吨森林水果。

我国许多地方开始重视对森林蔬菜和森林水果的合理开发，一方面加强资源保护，另一方面推广人工培育技术，以满足市场需要。如蓝莓、香椿、蕨菜、刺龙芽、薇菜等已经形成规模化商品化经营；双翅六道木（神仙豆腐）、山竹笋、马齿苋、毛百合、枞树菇以及一些蔷薇科的莓子等成为民间常采食的植物或成为地方集贸市场的特色产品。